不生氣的藏傳養生術

身心靈全面呵護的預防醫學

洛桑加參 著

〔自序〕

深觀煩惱才知道，原來無我無常亦無怒

無須壓抑，也無須逃避，不管是煩惱、痛苦，還是怒氣，從你翻開書這一刻開始……我們讓它們自然鬆脫。

每一道生命難題，裡頭都藏有黃金

朋友開玩笑說：「有些事，你現在想不通沒關係，再過一陣子，你就想不起來了。」誒，不是，我還沒失智耶。糟糕的事忘了沒差，但要是什麼都忘光光，難道又要再次陷入迷亂循環中，再次輪迴、再次重來？我才不要咧！今日功課今日畢，今天遇到的難題，我們今日就從裡頭提煉出黃金。煩惱一來，智慧大開的機會就來！先別急著責怪任何人、臭罵命運、怪東怪西，都不要！趁此大好機會，我們將視線轉而向內，深觀萬事萬物的本質。

深觀煩惱本身，它根本就是沒有的東西、沒有一個實體的存在，如水上漣漪，升起時就正在消失。不管這煩惱是像颱風那麼大，還是像微風這麼小，它都是無根漂萍，不去管它，它自己會消失。除非，你把它種在心上，還持續用恨意、怒氣、貪婪澆灌它。先說喔，從無明種子生出的諸多煩惱，隨便哪種都讓人吃不消。千萬別替自己亂亂埋下苦因。

接著再來看看「敵人」這個概念。一層層剝開，你會發現，大家都一對眼睛、一張嘴，有心跳、會呼吸，說到底，人就只是人而已。所謂友人、敵人、貴人，那都是額外賦予的評價，刻意加上去的標籤。在西藏，當我們要了解心的作用時，有一個很經典的觀修方式：將現世所有眾生皆視為自己的如意珍寶。用這樣的方式來修，無害心升起來、敵對心降下去，把心理乾淨了、理清淨了，外境也會跟著變得清爽，誰來了、做了什麼，你都不會翻白眼，而是怎麼看怎麼順眼。這是因為人家變可愛了嗎？當然不是，升級的是你、智慧大開的是你，是你的心，變可愛了，變得更能理解愛。

在不習慣用慧眼看人間之前，遇到不順的事，很容易就會覺得都是別人害你受苦的、覺得犯錯的都是別人。但你有沒有想過一種可能，苦因的形成，在內不在外？由我不由人？以香菜為例，討厭香菜的人你逼他吃一把，那他會很痛苦，擺臭臉給你看。換個喜歡香菜的來，那還用得著逼嗎？說不定他還想再跟你多要一些咧。透過這個例子，我們可以很清楚看出來，痛苦這個感覺，其實是從人心升起的，並不藏在香菜葉裡，也沒有塞在香菜梗中。在地球上，沒有一種菜、一個人、一件事，天生就跟痛苦掛在一塊兒，換句話說，你要找到一顆包著痛苦餡的餃子，上天下地你都翻不出來。因為苦，向來不在外面。

一個「我」竟是世間最痛苦的來源

苦若由苦瓜生，那你不吃它便無事。倘若苦從「愛我執」所生，那消解痛苦最有效方法便是「觀無我、悟無常」。無我不是把我變不見，變不見是魔法，變清明才是我們要學的方法。一個「我」，由許多非我的元素與因緣組成，事實上沒有一個單一主宰。沒有父親，我就不能成為一個兒子。沒有亞洲，我就不能成為一個亞洲人。萬事萬物都是互相依存互相關聯的。沒有一個單獨的「我」能獨立存於世間。

說完無我，再來聊聊無常。無常經常被賦予悲傷、消極的意涵，我覺得其實可以正面看待它。無常，真正的意思是萬事萬物沒有一瞬不在變化，例如小孩會長大。特別是那些由地水火風空共同組建的聚合之物，比方說一棟房子、一輛汽車、一隻貓咪、一個人。有材料有機緣，便成形，不再繼續維護維修的時候，便崩散瓦解。

比如甲跟乙在某個飯局上初遇，相談甚歡結為至交，常約出來聊天，某天甲移民，有時差有距離，聯絡交遊漸少，昔日濃情以淡如水收場。移民出國是原因之一，但也只是之一，還有之二、之三……更多其他因素，共同決定聚散離合。所以被分手、被離婚的人其實也不用太過傷心，你長得太美，只是原因之一，還有其他之二之三……一大堆可能跟你完全扯不上邊的原因，共同促成事件如此發展。

內觀無我，發現依存性，人會謙虛。深觀無常，發現原因有好幾個，捨棄單一原因定生死論，你會更懂得去營造環境、製造條件、排除障礙，讓你想推動的事項能順利進行。另一方面，透過觀察這「好幾個原因」，人會漸漸不愛生氣，沒空生氣，因為你用慧眼看清了來龍去脈，諸多原因你都看到了，可控的你會去控，不可控的，生氣也沒有用。人會生氣發怒，常常都是因為誤以為只有一個原因，執著在那單一因上，會憤怒、會恐懼，會有許多妄想，純屬人之常情。

讀到這裡，上面這些一般人很難理解的關鍵概念，如果你看完都還沒被嚇跑，那麼你實際上具有相當高的慧根，你甚至可能已經具有一定程度的修為，是非常厲害的喔！這本書就是專門為你寫的。第二章每週看一篇，一年後你會變胖又變高？不會，你會變得自然而然不太喜歡生氣、不太願意說一些毫無意義的話。長了見識、消了煩惱，有更多時間感受幸福，痛苦時間相對減少。

看出強命氣，看穿看透看淡亦看破

深觀本心，了悟實相。普通肉眼看不出來，現在，我們一起開慧眼，重新再看一次：

#看穿「我失了便宜，眾怨消矣」

樹大招風，福滿之人受到的攻擊從來都不曾少過。今天你若吃了虧、沒占到便宜，完全不用去計較。看到你沒占到任何好處，那他人對你的攻擊、眼紅力度自然消散瓦解。你一點都不用出力，輕鬆得不得了。這就是「吃虧就是占便宜」的真正意思。消怨氣有多難啊，雞腸鳥肚的人怨念有多深啊，現在吃點小虧，能避免往後吃大虧，怎麼不划算！光是省下和人爭吵計較的心思，就是大大的賺到。

#看透「斷你後路，是要你會飛」

生命自有巧妙安排。被拒絕的時候，被關上一扇門的時候，無須懷疑自己是不是太差，反而要去謝謝那個爽快拒絕你的人，沒有浪費你的時間。去計較選拔機制不公平？去抱怨前輩老屁股不肯退休？都不用。唯願遨遊山海間，鯤鵬從不在小池塘裡逗留。一隻大魚大鳥，跟小蝦小蝸牛較真像什麼樣？簡直是博士生欺負小學生嘛！讓了、放了行不行？各有各的領域，逍遙去、不糾結。

#看淡「來輸贏啊，不服來戰」

現在這個社會，就算你不計較，也會有人找你一較高下。且慢，請先把這句話默唸一遍：「氣出病來沒人替，別人生氣我不氣。」後車箱裡我們就先不用準備棒球棒了，直接車開走何必囉嗦？不戰，能保護自己和對方都不受傷害。跟斷了理智線的瞎摻和，即便人說破嘴，豬也不能理解。不服來戰不如相約來吃飯。人真要比，只能跟自己比。另外一個生命，跟你基準線不同、機緣不同、出身不同，比什麼都沒意義啊！真要輸贏，比看誰吃得香、睡得飽，這才叫真本事。

#看破「夢幻泡影，一切唯心造」

我們現在身處的世界，如夢如幻如泡沫如光影，亦如水中月，它展示了實相的面貌，但並非實相本身。就好比，在一串去氧核醣核酸（DNA）中你可以看見一個人，但說這串去氧核醣核酸就是一個人，那也很奇怪。如夢大千世界，形形色色之化，皆出於一心。在夢境中，人若放縱暴戾之氣，老想著砍了剁了那些看不順眼的，宛如拿一支攪拌棒，往自己心裡胡攪亂捅，如此殘暴對待自己，是在對自己下重手。別捅了，你又不是凍檸茶，搗那檸檬作甚？直接搗了一個心酸。「無害、不殺」放心裡。心，一定要時刻警醒。正所謂，「慈心無害想，不害於眾生，心常無怨結，是則生天路。」是什麼樣的心性，就走什麼樣的道路。抹去錙銖必較，不存一絲暴戾氣息，你走的就不是一般凡俗道路，是天路！走上天路，從此智慧是倍數級成長。謹將本書獻給善養慧命的你，願你從此過上不生氣也不生病的健康好日子。

目次 Contents

Contents 目次

目次 Contents

第一章

嗔恨習氣如何養出易生病體質

01

心海中的妄念，比現實更有可能傷害到我們

沒經過訓練的一顆心，一天浮現出的負面念頭能多達數千次。而這許許多多的念頭，有些你注意到它們是危險的、對自身是有危害的，所以你甩甩頭，不再去想。然而還有更多的雜念與妄想，它們來源於一些不利生的習氣，也許大家都這麼想、大家都這樣說，所以你也想了、也說了，還壓根沒發現它們哪裡有問題。於是不小心落入痛苦慣性中、陷在迷亂循環中，令福氣不知不覺流失，健康在無意識中損耗，要是連感知幸福的能力也逐漸丟失，這樣就真的很傷腦筋。

無明任擺布，連鼻屎大小的煩惱都能掌控你

「不自由，毋寧死（Give me liberty or give me death!）」這句在各地革命運動頻繁出現的金句，相信你一定不陌生。人人都知道自由之身可貴，被限制行動、被指使去幹嘛幹嘛的時候，你我本能都會覺得不爽，出於本能會想反抗。人身自由受限，是肉眼看得到的受限，所以我們還知道要替自己、替同胞爭取自由。但人心自由受限，是無形的，非得打開慧眼去看，才能有意識覺察到自我的侷限、才能去擺脫一些限制性思維。在解開心的捆龍鎖之前，你可能會有一些身不由己或無能為力的感覺，並非你沒本事，而是你的能力被封印了，實力沒辦法發揮的緣故。所以當我說「心如工畫師，能畫諸世間」時，很多人都跟我說，他們畫不出來！心想事不一定成，心裡想的大事都沒有成就，只有心裡想著在床上多賴十分鐘這種無關緊要的小事，才勉強可以成功。

心不自主，除了心想事難成、值得高興的事都沒有發生之外，莫名其妙的衰事、倒楣運都能落到自己頭上，還有那源源不絕的大小煩惱，壓得人喘不過氣來。放任妄念如叢生雜草、如攀牆藤蔓，密密麻麻剪不斷理還亂，長此以往，失眠的失眠、慢性疲勞的慢性疲勞，自律神經失調、提早衰老、免疫力低下，什麼生理、心理上的麻煩事，都有可能遇到。

心不自由，人將難以使用本心智慧，去為自己做出益於身心靈健康的種種抉擇，這在我們西藏稱為「無明」。好比你的決策中心缺電、沒燈，要蒐集資料沒辦法、要開會沒辦法、要擬定應對策略也沒辦法。無能為力、無力感，就是這樣來的。此時若生活中出現一點小小的困難、工作上遇到一些傻里傻氣的豬隊友，都能讓人備感壓力山大，火氣也特別大。而你越是去想，這鼻屎大小的煩惱，都能再放大數十倍、數千倍，變成一座壓在你身上的鼻屎山，縱有七十二變通天本領，也是被封印得死死的。

貪嗔癡慢疑皆天上浮雲，君心無染自帶光芒

好消息是，你本來即為智慧的存有，是光明的存在，當烏雲蔽日時，你還是那個日，並非烏雲。所以，永遠別小瞧自己，請理解，妄自菲薄它不光是一個成語，它也是一個妄念。那所有貶低你的，都不是真的。現在，恢復非凡真身，你需要幫自己做一個撥雲的動作，那就是「不生氣」。不生氣的人不迷、不迷的人明心見性，彈指間借風祈晴，生光、伏障、知時、識地都不成問題。

許下不生氣的承諾，不生自己的氣，也不生別人的氣，這還得你自己來。至於化災解厄迎

吉祥、起心轉念造福田的方法，你其實本來就會，只是暫時還沒想起來。不用急，在本書第二章，我會透過每一週的提示，引導你慢慢恢復記憶，回憶起初衷、恢復慧眼視力、重啟感知幸福的能力，讓烏雲自己飄走、令不利生的習氣自然鬆脫。

02 西醫、中醫、藏醫為什麼都讓你別生氣？

西藏修行人為了開悟，很喜歡去觀察因果，有篇偈子是這樣寫的：「刺扎報以拳，是為笑話因，損害還以怒，唯成自毀因。」被有刺的植物扎到一下，「草泥馬，竟敢刺傷尊貴的我，看我今天不打爆你。」像這樣的人，我們都會覺得他很可愛很好笑。再深探下去，哎，光顧著笑別人好像也沒啥意思，發現別人一千個白癡可笑之處，不如看清自己一個缺失。向外看時覺得別人對植物生氣很白癡，向內看看自己，其實也有對著某人某事生氣的時候啊，生氣的自己豈不是也有某種程度的白癡？人不能毀你，只有己怒可以毀掉自己。看完了、笑完了，趕緊自省一番，「報以拳」、「還以怒」這種事還是算了吧，被笑事小、自毀可不是鬧著玩。

然而，勉強壓下怒氣，壓著壓著變成積怨，反而又造成另一種健康問題，嗔毒往更深層去殘害我們的身心，也是不好辦。人在江湖衝，有怒氣有怨氣，在所難免，但要像身體排毒、排重金屬那樣，經常性好好排解一番才好。時間序再往前推進一步，如果不會生氣、根本不想生氣，豈不是更美？省下排毒的精力，拿這些力氣和時間可以成就很多好事情，即便不拿來幹大事，你能心平氣和多賞一些花、多看幾部電影，那都是賺到。

預防有三步，醫於未怒、止於將怒、治於已怒。及早預防，花的功夫最少、身心受到的傷害最小，防治效果卻是最顯著的。從現在開始，無須刻意壓制，你開始大量使用你的智慧，知道起因，了解後果，讓怒火不輕易升起，令不利生的嗔怨習氣自然鬆脫。嗔毒不上頭，理智清明思慮清晰，嗔毒不上臉，皮膚光滑不生暗瘡，嗔毒不上心，血液品質良好心律整齊穩定。最棒的是，你連感受幸福的能力都會變強，不積怨不結怨，改為自己累積福澤。習氣改變，命運也跟著轉變，整個世界漂漂亮亮地為你展開。

好話說在前，是讓你有戒掉怒氣的動機，接下來要說的醜話，希望能加深你不願輕易生氣的決心。首先從西醫的角度來看生氣這檔事，會為我們造成什麼樣的影響。

不良情緒，削弱我們寶貴的免疫力

為孩子不聽自己的話生氣、為另一半不理解自己生氣、為國家政府老闆隔壁老王不像話而生氣，不管你為什麼生氣，你都為營養流失起了個頭。當你怒氣值升高時，為了處理你的壓力反應，包含葉酸的大量B群、維生素C、礦物質鎂等維持身體機能順利運轉的重要營養素，消耗量都特別驚人。怒火中燒之際，交感神經跟著高亢起來，帶動壓力荷爾蒙皮質醇釋放、血壓升高、心跳加速，整個人進入戰鬥模式。一般人只能看見自己掀起對外的戰爭，去和別人打打殺殺吵吵罵罵，卻忽略了這把火，其實也在自己身體裡開啟戰場。無論持久戰還是消耗戰，不管冷戰還是熱戰，凡舉戰，必有傷。在傷害別人的同時，也像是順帶打了自己的細胞一頓。

與此同時，和休養生息、吃喝拉撒睡、免疫、再生、修復有關的身體自癒自潔機制，都因戰事而延宕。生一個氣，你不只破壞了與外界的和諧關係，你還替自己的腦血管增壓、促使腦細胞衰弱、令血液混濁、傷及肝臟肺臟，若持續放任游離自由基在身體裡大搞破壞，還可能造成免疫與內分泌系統的失調。生一個氣，不光心血管遭罪，全身上下的器官都得承受相當大的損傷風險。一個「嗔」字，叫人以健康付出代價，相當於慢性自殘。在所有暗黑情緒中，嗔毒之毒，要說它不凶，卻沒有什麼能比它更狠的了。

生氣對人身有全面性的不良影響，時間拉長，甚至還有女孩子月經突然中斷的前例。預防做在前，少受一些罪。我們不用真等到氣壞了，氣到整個人都壞掉了，才來警惕自己、才來找醫生。這裡預先告訴你一個先機，記住喔！生氣對身體器官損害，首當其衝的是消化系統。大約是一種「我氣都氣飽了，根本不想吃飯」這樣的感覺。

當食慾不振、食不知味、消化不良、胃痛、慢性胃炎、胃潰瘍、食不下嚥等徵兆出現，就要有所警覺。別任怒氣繼續發展、讓身體繼續衰弱下去。吃不下接著就是睡不好，本來就生病的人，若還睡不安穩，這對醫生來說是有點棘手的。因為睡不著暗示這個人細胞再生更新的功能比較差，免疫力跟自癒力都是比較弱的。

下回打算向人開戰的同時，別忘了回頭看看自己身體裡的戰爭。害你生氣的那個討厭鬼，你不一定能炸到他，恐怕他不痛不癢還很逍遙呢！但對自身來說，怒氣回頭擊中自己，卻是百發百中，無可倖免。所以我才會說，選擇不戰的人更有勇氣，懂得避戰的人更有智慧。想想，比起和人爭得面紅耳赤、怒髮衝冠，手執鮮花、口吐芬芳，那才叫一個優雅！若真要掌劍，我也希望我慧劍拿起來斬的不是敵人，而是自己的無明貪嗔。

刪去致病內因，成爲不生病好命人

講完西醫都勸你少生氣的原因，回到東方醫學。人為什麼會生病？有三個原因：外因、內因、不內外因。外頭天氣變化大、空氣汙染、疫癘邪氣讓人犯病的，屬於「外因」，像很會變異的新冠病毒，以及容易帶毒進入人體的細懸浮微粒 PM2.5 皆屬於這類。而自己喜怒憂思悲恐驚七情過激、情緒管理不好、怒氣強、怨念深重、心裡頭七上八下不能安定，均屬於「內因」。至於「不內外因」，比如被猛獸咬一口、刀劍槍傷這些，在現代社會，還輪不到野獸欺負我們，我們人不要去欺負野獸就好。

外因，雖然名稱有個「外」，但並非不可控。西醫講免疫力、藏醫講生命能量、中醫講正氣衛氣，這些都是我們自己身上的保護傘、金鐘罩。在身心靈和諧的狀態下，防護效果往往最為理想。於是，這又回到了內因。你平日裡是和氣的時間長一點？還是生氣的時候多一些呢？能做到一整天百分之六十以上的時間都是愉悅的、不發脾氣的，那你在養生上已經占得優勢。練習不生氣，一開始別給自己「從此再也不發脾氣」這麼高的標準，說實話，這連我也還不能做到。現階段，能百分之六十的時間維持心平氣和，你被七情損傷的機會就已經非常低了。接下來慢慢往百分之七十、八十這樣進步下去，你還是能感受到喜怒憂思悲恐驚，你還是個有感情活生生的人，但這些情緒，卻再也傷不了你。

中醫古籍以「喜則氣緩、怒則氣上、憂則氣鬱、思則氣結、悲則氣消、恐則氣下、驚則氣亂」來描述各種過激情緒對人體內真氣運行所產生的干擾。其中，怒則氣上、怒傷肝，意指憤怒損傷令全身氣機循環疏通暢達的肝系統。反之亦然，若這個系統欠安，本來脾氣再好的人也會變得容易生氣。

在西藏醫藥學脈絡中，怒氣、怨氣、悶氣、抑鬱、恐懼、悲傷、貪欲、無知，我們統稱為心裡的毒。心毒能使人體循環七上八下，氣血橫逆，亂成一團，導致種種疾病產生，輕則感冒反覆、發炎反覆，疲勞難以緩解，睡一覺起來還是累。重則慢性病與癌症的病芽，在體內日益茁壯。藏醫藥學明確指出，由無明而生的貪嗔癡三毒，能引發人體內三種生命能量失衡，這三種生命能量分別為「隆（Lung，對應『風』）」、「赤巴（Tripa，對應『火』）」以及「培根（Bekan，對應『水』、『土』）」。貪欲太過易引發隆失調方面的疾病、嗔怒熾盛將引發赤巴失調方面的疾病，而愚昧白癡、不明事理，則可能造成培根失調方面的疾患。

跟動怒有關的生命能量「赤巴」，我在這邊稍微解釋一下。據《四部醫典》所載，赤巴主要依附於人的肝膽，大約在人類身體中段的位置。赤巴能量肩負產生熱能、維持體溫、紅潤氣色、新陳代謝、壯膽長智慧等重任，為生命活動的能量。舉凡經常生氣、嫉妒心強、驟然辛勞、食肉飲酒過量、外傷切中要害、觸犯神佛等皆為誘發赤巴病的因素。若對「貪嗔癡致病」與「地水火風空五元素養生」這兩個話題感興趣，請參閱我第一本著作《不生病的藏傳養生術》。

融合東西方醫學、彙集西醫與老藏醫智慧，本書將針對嗔毒業火，提供一系列舒暢身心靈的清涼解方。回到一開始的偈，假如今天是你被荊棘劃破手指，你會再掄起拳頭去搥那荊棘，讓自己再次受傷嗎？「報以拳、還以怒」是絕大多數人的內建反應模組，智慧如你，肯定不願受慣性思維指使、牽制。既然你拿起了這本書，共我有緣，在順境中安心享福，於逆境中開心頓悟，將嗔火轉為道用的方法，於後頭章節，我一定不藏私傾力傳授予你。

03 從時間醫學角度來看，這些時間點你真的不要發脾氣

真要人百分之百不生氣、永遠不生氣，百分之九十九點九九九九……的人，都做不到。能做到的那位，已經在天上了。所以我前面才說，先把目標訂到百分之六十的時間都維持心平氣和，如此，對於不生病好命人的養成，便已足夠。但這時間，可不是隨隨便便的時間，而是有挑過、有刻意避開的時間。下面一一為你說明。

週一不想上班的你，也算懂了時間醫學

先來解釋一下什麼叫時間醫學（Chronomedicine）。時間醫學其實是新瓶裝舊酒，其內涵，東西方醫學都有涉及。我認為最經典不敗的要屬中醫的「子午流注」，將氣血布輸到身體

各部位的時間點，說得是清清楚楚。子時足少陽膽經、丑時足厥陰肝經、寅時手太陰肺經、卯時手陽明大腸經、辰時足陽明胃經、巳時足太陰脾經、午時手少陰心經、未時手太陽小腸經、申時足太陽膀胱經、酉時足少陰腎經、戌時手厥陰心包經、亥時手少陽三焦經。如此循環往復，真氣每兩個小時走一個經脈，十二經脈走完剛好二十四小時，花一天時間。

至於西醫的時間醫學，最實用的莫過於前人統計出來的「疾病好發時間」。比方說春季沙塵暴引發的氣喘或其他呼吸道疾病特別多、酷暑飆破三十六度醫護就要為迎接熱衰竭病患做準備、秋冬季節交替之際需預防乾燥性皮膚炎、因心臟病猝死的案例常出現在清晨至早上八點。職場上的拚命三郎在週一上午八點與週日下午四點這兩個時間點，最多人心肌梗塞。不喜歡上班的人，在星期一心情低落的狀況較其他週間日明顯，其實最後這個好像也不用特別研究，有上過班的誰會不知道。其他實例還有季節交替時的眩暈症、夏季濕疹、秋冬的消化性潰瘍，以及日照不足時的季節性憂鬱。多虧了這成千上萬的案例以及具有科研魂的前輩們，我們現在做預防醫學，可以說是踏在巨人的肩膀上前行。需要注意的時間區段與預防事項，我將會在我的臉書持續發文更新，另外我還做了二十四節氣養生影片，放在我個人的YouTube頻道裡，有興趣的朋友不妨訂閱關注。

接觸西藏的時間醫學，連我自己也覺得十分神奇。人身小宇宙，宇宙大人身，我們精微身上的左右大脈，受日月影響。早些年西藏醫師一方面學佛、學醫，還得修習天文曆法。最重要的一部經典莫過於統合天文與醫學的《時輪攝略經》，時輪意指時間之輪，有內外之分，外是自然界大宇宙中的日月星辰天體運行、春夏秋冬季節更迭，內是人體小宇宙中的經脈、地水火風空五大元素，以及色受想行識五蘊之間互相影響的關聯性。不管是採藥、製藥、服藥的時間，都有講究。跟其他東方醫學一樣，藏醫藥學也講天人合一、個人生活起居與自然季節物候不相離。比較特別的是，漢地分春夏秋冬四季，西藏曆法兩個月為一季，所以我們一年會有六季，分別是初冬、隆冬、春季、盛夏、季夏和秋季。每個季節吃喝拉撒睡，可以做什麼不能做什麼，都有規範。比方說秋季居室內宜用檀香怡情養性，初冬時節藏醫則會建議大家多去曬曬太陽、烤烤火、吃一些酥油。

以上時間醫學的簡介，稍有概念即可，哪時辰走哪經絡，沒有要考試，都可以不用記。不過接下來的時間點，就麻煩記一下啦！即便真的脾氣不好，也拜託不要挑這些時間生氣。

不應該生氣的季節按順序排：春秋夏冬

先從季節來說，最不適合發脾氣的是春天，再來是秋天，第三是夏天，最後為冬天。春季宜養肝，偏偏怒最傷肝。該養的時候你傷它，那連華陀都不知道該拿你如何了。我有個脾氣很差的朋友，閒來無事就愛數落老公。不過她春天倒是不敢罵，刻意笑嘻嘻的詭異模樣，反而讓老公瘆得慌。我問怎麼回事，朋友說，「春天我可不敢亂生氣，上次發了大脾氣，頭痛了好幾天，什麼普拿疼、依普芬都不管用。」我就說嘛，頭痛就沒錯了，肝膽好兄弟，肝有事膽也不會閒著，膽經上頭於耳後頭側循行，春天、熬夜、太累加罵人，頭一旦痛起來，確實是吃止痛藥都很難緩解。春天揚發季，火氣一發特別不好收拾。別等神醫來救，自己先救救自己。春季，宜生龍活虎、生長茁壯，忌生氣、生事。

按天地自然節律，春屬木主生，秋屬金執掌殺伐。「秋後算帳」這個成語，你一定有聽過。倒不是殺到見血見骨的那種殺伐，更像是一股肉眼看不見的肅殺之氣在虛空中流轉。春天欣欣向榮葉子長啊長、秋天草木凋零葉子紛紛落下，大約類似這樣的畫風。秋天我讓你少生氣，是為了保平安。相較於春夏的揚發，秋冬有著收斂的性質，在該收斂的時候還活潑，動不動冒出頭、發著大脾氣引人側目，十本《孫子兵法》都不夠你讀。秋季，宜靜心享受秋高氣爽、盡情吐出身體濁氣納入自然界的清氣，忌動不動鬧脾氣。

夏天別發脾氣，特別是在天氣最熱的時節，不要動怒。夏季心臟病最怕就是四件事兜在一塊兒，「肌肉量少散熱慢」、「高溫超過三十六度」、「脾氣本來就差又突然火大」、「有心血管疾病史」。當熱浪來襲，心臟要負責布輸血液到皮下幫忙散熱，已經很忙了，你還要它處理你的情緒問題，你的心、你的身體肯定聯合起來跟你翻臉。額外補充一點，在夏天，大大的生氣最好不要，而會使人樂極生悲的那種過激、放肆的逸樂，也暫且先不要。夏季，宜睡午覺養心，忌大喜大怒。

最不適合生氣的季節，依序春、秋、夏，冬季我排在最末，不是叫你冬季可以盡情發脾氣喔！雖然冬季的怒火，相對沒那麼傷身、那樣致命，但想想冬天除了生氣，還有很多其他好事情可以做耶！沒時間生氣，才有時間享福。冬季我最有經驗，我們西藏冬季超級長的。我喜歡看潔白晶瑩的霜花、聽雪落下的聲音、感受著天地有大美而不言。眼睛寧可用來欣賞「他朝若是同淋雪，此生也算共白頭」這樣的優美詞句，也不捨得拿來看一些狗屁倒灶關我屁事的糟心事。冬季，諸事皆宜，心得定靜，諸事大吉。

不應該生氣的時辰，第一午時第二戌時

講完了季節，再細分到時辰。當然一整天都不生氣那是最好啦，真要發火，請務必避開午時，上午十一點到下午一點。大中午是保養心經的時間，操心傷心、升起憤怒心，都非常吃

虧。條件允許的人，午時小睡一會兒，或是找個地方靜坐淨心，那你就練內功練在了「點數加倍送」的時機點上。順帶一提，平常有在練呼吸的人，把握子午卯酉這四個氣機轉換的時辰練功，天地都會幫你。

第二個我認為非常不應該生氣的時間，是戌時，晚上七點到九點。這時間區段換心包經值班。很多人到我診所，都是為了睡不好的問題而來。據統計，全台每五人就有一人有睡眠障礙。依我看，這數字恐怕還太過保守了。想要睡好，不是從你躺在床上那一刻才開始準備入睡。至少在三個小時前你就應該吃過晚飯了，至少兩個小時前，會散發藍光的手機電腦就該使用完畢。追劇追到忘我忘記時間流逝，不小心睡意也流逝。真心想搞好睡眠的人，我都會跟他們說從晚上七點開始準備。準備靜心、準備一種微愜意的心境。喜歡練放鬆瑜伽的練瑜伽，喜歡做感恩冥想的你就好好想一想，喜歡散步遛狗、漫步遛自己全都沒問題。最有問題的就是七晚八晚，在該靜心的時候還操心、煩心，罵完小孩罵老公，罵完老公罵小狗，不要這麼凶啦！入夜，宜管好自己的一顆嗔心，縱使有什麼金玉良言，明天再說。吃完飯、睡覺前，是好好愛自己的時間，想想快樂的事、感恩今天發生在自己身上的三件好事，也可以拜託豬神保佑自己，好景入夢、酣睡如豬。

04 正念抗躁，以心之大藥排心之大毒

我常說，「心是拿來悅的，不是拿來虐的。」不悅、心悅，你拿什麼餵養自己呢？許許多多的不悅，可以養成易痛苦體質，把自己放在痛苦慣性中，而點點滴滴的心悅，則能養出容易感知幸福的易快樂體質，將自己放在善循環中。你打算拿什麼餵養自己呢？

一個身上帶有濃濃嗔恨氣息的人，那是很恐怖的人，親人、朋友、同事都不願意親近，能避則避、能逃則逃。縱使那個人一天到晚拿美食瓜果送人家，人家還是會出於本能想要迴避。一個身上傳遞著清爽愉悅氛圍的人，那是很可愛的人，別說親友了，就連陌生人看到，也會不自覺微笑。你像是春天的花朵一樣，走到哪都是香的，都是受歡迎的。

自帶香氣那多好呀！靈魂的香氣，在你幫自己除穢後散發出來。人心因為善良所產生的香氣，稱為德香、戒香。這屬於真正高級的上品香氣。三樣容易臭酸腐敗的東西，你不要留在心

上，分別是過多的追求、嗔恨敵意和癡愚頑固。三樣強力除汙劑分別是，利他、安忍和造善。懷抱利益他人的心意，能除貪之垢，擁有不發怒的勇氣，能去嗔之汙，造善精進善養慧命，能解癡之穢。

覺者，不忘、無染。香香的。

三個幫助你除汙、恢復覺性的心法，下面先交給你：

#笨的是他，憑什麼傷的是你

一個無知愚昧的人，或因為各種原因暫時犯傻的人，他要是做出什麼離譜的事，那都不離譜。你不能理解他的不明白、無法可憐他一時看不清楚，那都沒關係。但至少，別讓焚毀性質的烈火，燒在自己身上。

發怒，宛如引火自焚。笨的是他、犯錯的是他、說難聽話的是他、血糖低脾氣壞的是他，搞不好那個他，還在哪裡吹冷氣吃冰爽快爽快呢。憑什麼你被火燒、被燙傷？不該啊！這一點都不合理。想一想，還是去幫自己找點好玩的事情做，才是實在。用安忍為自己架起防護網，可預防墜落沉淪。但願嗔獄空絕，無人再往。

#思量「苦既已成，業亦當淨」

消除不悅、除去嗔恨，也就是在幫自己削減苦難。有人問我，「為什麼西藏人都笑笑的，好像都不會生氣？」其實也是會生氣啦，但確實是很少。我想可能是因為我們看待苦難的角度不太一樣。我發現在台灣有些受苦受難的人，會怨嘆自己命不好、沒人疼惜。藏人遇到苦難時，不悲不怨，甚至有人還會有一點點慶幸，因為我們相信「苦既已成，業亦當淨」。大概是因為自己之前造了什麼惡業，所以現在苦果顯化出來，我吃了，果然很痛苦啊。不過，既然顯化了，我也受了，該是乾淨了結了吧！

就好像不小心打破花瓶，應該要被校長叫去罰站。還沒被發現的時候，心裡頭一直忐忑。真正去罰站的時候，心裡面反而輕鬆。大概類似這樣的感覺。想著是在清淨惡業，遇到苦的遭遇時，就能安忍。不會想去以暴還暴。因為自己受罰不爽，而去把執行校規的老師暴打一頓？這樣可清淨不了，又犯新錯、又結新怨，豈不是沒完沒了？

#不由自主，想恨都沒個對象

深觀因果，你會發現，一個煩惱的構成，永遠不只單一因，而是有很多因。而這些因裡面，還有很多是不自覺、不由自主、犯了白癡、因痛苦慣性、因陳年舊俗所造成的。《入行論》解釋：「是故一切法，依他非自主。知已不應嗔，如幻如化事。」令人生氣的因緣形成實在太多太複雜了，對於不自主的如幻如化之事氣噗噗，也只是找一個替罪羔羊發脾氣罷了。看清楚了，就恨不上啊，對著泡沫對著幻相，如何能恨？

我看養寵物的節目，一隻小時候被虐待的流浪狗，後來被好心人收養，剛開始好心人拿吃的給牠，狗子以為是要打牠，張口就是一咬。養了好久，小狗才慢慢放下戒心、慢慢開始親人。一個陷在痛苦慣性中的人，反應自然也是讓旁人吃不消的，你幫他，他以為你圖謀不軌，你對他笑，他以為你在嘲笑他……深受煩惱牽引不由自主的人們，即便冒犯到自己，深觀因果，觀出他們的不自主與不自在，又如何能恨上？真不能啊。就像那收養小狗的好心人，從來就不曾恨過，一點不怪牠。

倘若今天一隻豬惹到你，你生豬的氣？不該啊，豬是豬他媽生，豬爸沒教好，難道去跟豬爸豬媽討公道？順便再把豬的老師叫來譙兩句？也不想想到底是那個誰放任一隻豬在你面前晃來晃去，又惹得你不悅？去把放行的那人也揪來踢兩腳？一層層拆解下去，怨過來怨過去，其實很難找到一個罪魁禍首，只好怨命怨天？這不行，以不悅餵養嗔恨，嗔恨會變成大胖子。還是換成謝謝吧！謝東謝西謝南謝北，謝天謝地，謝謝自己還保持清明理智，這就挺好。告訴你一個小祕密：以心悅強化自己對幸福的感知能力，福氣還常常會揪團一起來喔！

有智慧的修行者，比喻人的覺性，宛如黃金掉到泥巴地裡一般，現在你拿起金條在清泉下沖一沖，黃金立刻恢復本來面目、恢復原本的光彩與色澤。你本來就有黃金，不虞匱乏，也不該匱乏，只是黃金掉泥裡、隱沒了，所以你一時半刻還用不上，才產生不夠不滿足的錯覺。說到抗不滿足、抗焦躁、抗暴躁，「歪」的可抗不了，非要「正」的才好用，本書第二章將利用許多心法，陪伴你恢復正知正覺正念，幫你挖出泥地裡的黃金、鑽探你心裡的鑽石，還有埋在你家地板下的藏寶箱。如意珍寶不在外面，在你裡面。享福之事，事不宜遲，現在，我們一起出發尋寶吧！

05

本書使用方法，真正重要的事

有人說，「別人忍一時都風平浪靜，我忍一時怎麼就越想越氣？」我就問，你有忍對東西嗎？對治嗔恨的一帖良藥，「安忍」是也。安忍的忍，並非隱忍，不是壓在裡面燜燒、越忍越委屈。而是透過慧眼，將本質實相一眼望穿，去明白、去理解，大範圍大面積地去使用智慧和慈悲心。在開悟、開智慧的那個當下，人都會特別開心。

下面簡單說明閱讀本書的四種方式，你怎樣開心你就怎樣看：

- **傳統按順序讀**
- **雜誌型跳著讀**
- **通靈型翻著讀**

● 大愛型送人讀

我向來覺得按順序的這種讀法，最是老派浪漫，按著頁碼一頁一頁好似翻著日曆一天一天過。現在一出生就有網路有手機的孩子們，生在飆速年代，能這般捺得住性子數日子的，怕是不多了。第二章五十二篇，你翻過一篇又一篇，一週打一個勾，剛好一輪春夏秋冬，這何等浪漫。

至於雜誌型讀法，意思是沒有壓力，看目次、先挑自己喜歡的隨意看。網路世代就特別擅長這樣的吸收方式。省時間、快，有效率、馬上得到解答。你手上現在拿的雖然是一本有主題的書，但我在寫的時候特別設計過，讓每篇都能單獨閱讀。沒看前面，不至於不懂後頭。這多方便啊。

小聲說，其實我最喜歡的是這第三種讀法：盲翻。連目次都省得看。第二章五十二篇，特別每篇後頭都附有「不生氣字典」，這次我採取類籤詩的寫法，前人的詩詞歌賦有些我做了新解。想要除去老舊慣性、思維迴路，用新的來刺激，效果很好。你還可以把這個「不生氣字典」當成小錦囊，心裡有事，把書翻一翻，替自己卜一卜，或許就知道該如何自處。至於準不準呢？若出現共時性，便是準。這多有趣啊。萬一出現答非所問的狀況，你可以重新把問題好好在心裡捋順，再問一次。若還是答非所問，那拜託別翻了，老老實實逐字讀吧！除了第一本《不生氣的藏傳養生術》之外，我其他所有書的第二章五十二篇，都可以這樣玩。

唯有利他能超越利他？不是誒，在累積個人福澤值上，利他雖然已經夠厲害了，但比利他更厲害還有「大善」。利他你分麵包給人，大善是你直接教人做麵包，讓他從此不餓。幫助別人也進入善循環，讓他自己也能有造善的本事，即為大善。如果你喜歡這本書，歡迎也把它分享給其他人，自己脾氣好、運氣變好還不夠，大家一起共好，這多棒啊。

眞正重要的其實是……

第二章五十二篇屬於心法，是本書最重要的部分。第三章十二招則是可以直接使用的方法，依照「醫於未怒」、「止於將怒」、「治於已怒」三個階段，各教四招，如果能實際派上用場，我將替你感到高興。第一章說穿了就是個開場白，隨時什麼時候看都可以，不看也可以。啊，你順著看過來已經看了是嗎？抱歉抱歉，現在才說。生氣了嗎？生氣了正好，正好試試後頭的心法和方法，看看是否有效。根本都不會生氣的人，那你就先不要看這本了，我還有《不生病的藏傳養生術》、《靜心．淨心》、《簡單豐足：減法養生的52個關鍵字》、《快樂醫學》、《不生病的藏傳煉心術》這五本可以介紹給你。

第一本《不生病》跟地水火風空有關，沒教法術，也沒教魔術，真正是融合西醫藏醫和一點點印度阿育吠陀的養生術，老少都可以學、都能做。第二本《靜心》裡頭有二十四節氣，跟一般的節氣文都不一樣，還特別添加了靈性修持的部分，很有意思喔（自己講）。第三本《簡單》，其實超厚的一點都不簡單，第三章寫了一百條樸實無華的高投報養生好點子，寫完我都快往生了，決定以後不會再用一百什麼整自己，如此包山包海的豪華大總匯，只此一本，以後沒有。第四本《快樂醫學》裡面有五十二個快樂任務，你肯做我就快樂，真的。第五本《煉心》，這本賣得特別好，是因為大家把「煉心」看成「煉金」嗎？哈哈，聽說台灣金融類書籍很多人愛看。《煉心》我額外設計了手寫的環節，五十二篇「幸福手抄」，拿來練字、拿來靜心，那都是極好的！

說了這麼多，這些書有看沒看完其實都沒有關係，真正重要的是，你有沒有健康、有沒有開心，你有沒有甘願、有沒有盡興。願你無悔、無怨，無負此生。每一瞬，都是歡喜吉祥的，儘管只有一分鐘，也盡是圓滿。這才是真正重要的!!好好的人生，萬不可叫怒氣給耽誤了，翻過一頁宿怨，省下復仇的力氣，我們進入到第二章，你的美好宿願必須如願以償。心之所向，美夢成真，我真心希望你能這樣。

第二章

五十二週轉向安康的止怒修煉

01 忍辱，並非要你隱忍不發，而是要發這個

不知道你有沒有遇過這樣的狀況，同樣一句話，由某人嘴裡講出來，大家都很愛聽、很信服，這同樣一句話，從你口中講出來，卻沒有什麼迴響、沒人把它當一回事？怎麼會這樣？難道是天公伯討厭自己、聯合全宇宙一起來整人嗎？並非如此，先別急著妄自菲薄。這一切原因全出在福澤值上！個人福澤值高，不只講話有人聽，做事容易成，就連好運氣，也都會比較旺。能替自己累積福澤值的方法有六種：布施／利他、守戒／自律、忍辱／安忍、精進／不偷懶、禪定／靜心煉心、開智慧／無無明。因為本書以「不生氣」為主題，所以下面特別把忍辱、安忍拿出來講一講。

擁有明智清朗的心靈品質，發願不積怨

看到心字頭上一把刀，很多人誤以為忍辱，是當自己遇到不合理待遇、不合禮鳥人時，必須繼續扮演一個好人、演一個文明人的樣子，刻意抑制、強壓心裡的那把怒火。事實上，並非要你打斷牙齒和血吞，還騙你打斷手骨顛倒勇，不要對自己那麼殘忍啦！是說人若總習慣把嗔怨深埋心底，相當於把毒素留在身上，反而於健康有損、於心性修養無益。

安忍真正的意思是，訓練自己擁有明智清朗的心靈品質，因為明白事理，而不發怒不埋怨、不積存敵意在心裡。忍辱的重點不在於壓下去、不在於掩蓋，而在於清朗明智、明明白白。順帶一提，可愛的人、慈祥的人、親切的人、善於助人的人，這些天使一般的存在，是沒辦法幫你修得忍辱的喔！反而是機車的人、可惡的人、白癡的人、對激怒人特別有天分的人，對你的靈性成長，才是相當有益處的呢！

忍辱，並非隱忍不發。那是要發什麼？發胖嗎？誒，不是，你工作壓力大，跑去怒吃，被情人拋棄，也去怒吃，這樣才會發胖。這一週我們要來練習的，是發願。以下幾種經典嗔怒場景，如何發願？且聽我慢慢說來：

#家人一秒讓你爆氣的時候

很多人平常脾氣很好，唯獨對自己的某些家人一點辦法都沒有。因為是你的親人嘛，知道你很多事情，在你最深的傷口上撒鹽，總能做得比外人還到位。此時若連「他人之惡，不上我心」這句話都不能令你冷靜下來，請試試發願。願自己這位親人，日子越過越好、越來越幸福。儘可能多觀想一些他過得好的細節。

發怒發出的是毀滅性的負能量，發慈悲心發出的則屬於療癒性質的正能量。家人可能正在經歷無明之苦，不知不覺把這苦的感覺也傳遞給你。最根本的解決辦法：發好願，願他離苦得樂、願他開智慧、願他過上好日子。而不是火力全開去跟他對衝、對嗆。對衝對嗆的結果是雙方都多了一個「撕裂傷」。又氣又傷，日子肯定都不好過。

#覺得他人不按常規的時候

怪人、懶人、鳥人、不合群的人、不積極的人、沒禮貌的人、難以溝通的人，職場或日常生活中常常會碰到。如果對每一個你都要一一發脾氣，那光生氣就飽了，其他正經事都不用做了。人之所以會生氣，經常是價值觀不同、生長背景不同或生活習慣上的不同所導致。

譬如簡小姐回話很簡短，而你學過日文，擅長使用敬語、長幼有別，你可能會覺得簡小姐沒有禮貌，是鄉下來的嗎？怎麼可以如此不尊重自己。但其實也不是，簡小姐不願耽誤他人時間，所以言簡意賅、不多贅言。又或者許先生動不動就「幹幹叫」，是在罵人嗎？其實也沒有。只是把髒話當成語助詞罷了，反而是把你當自己人，想跟你拉近距離才會這麼說。在他家鄉，最親切的問候語不是「你吃飽沒？」，而是：「幹，你還沒死啊！」當你遇上不能理解的人與狀況，該怎樣發願呢？願自己擁有更多心靈彈力與更寬廣的眼界，正式晉升為一個見過世面的人。

#無可奈何無法逃避的時候

人生選擇，有時像是買福袋一樣，裡頭肯定有些你不喜歡、感覺沒屁用的東西，但考慮到能以超實惠的價格購入喜歡的品牌，也是會給他買下去。你選了某種生活型態，這種型態大部分都符合你的期待，但令「歲月靜好」與「歲月沒一處好」的差別就在於，你怎樣對待你不滿意的那個一小部分。憎恨、厭棄、嘆氣，還是接受、處理、放下？前者對脫離嗔恨習氣無益，只會降低你對生活的滿意度。後者看似消極，實則充滿智慧與勇氣，遇到實在不喜歡卻無可避免的事，你順順把它做完，心中不起波瀾，如此，有助於嗔恨習氣的自然鬆脫。

為了成就大美，千萬別在小醜上計較和跌倒。無奈時刻如何發願？願我關注幸福、願我平安順利、願我擁有清朗明智的心靈品質、願我總能知道怎樣做對我的身心靈更好。

不生氣字典

願

願施一笑泯恩仇、願行善慧渡紅塵、願執慧劍斷貪嗔、願傾慈悲愛世人。

02

一顆溫和柔軟的心，為你展開超強防護力

我經常陪伴大家煉心和靜心，就有朋友問，「如果讓我不平靜的『禍根』是自己家人，那該怎麼辦？好像不能不理他耶。」、「遇上失智症、思覺失調的人，哪可能不生氣，超無奈的！」人間總有一兩風，擾人十萬八千夢。但別忘了，風吹來了，你可以避風頭、你可以穿上羽絨衣、你更可以勇敢吹吹風。選擇勇敢的人，有機會獲得證悟真理這樣的禮物，從無明中解脫。解脫不是咻一聲你就飛到天上去，從此爽快爽快，而是修得自在心。擁有這顆自在心，你更能看清前因後果，即便遇上很糟糕的事情，你也能找出相應之道，讓「禍根」影響自己生活的限度，降至最低。

在此之前，先來教大家心的「保暖」。跟身體保暖一樣意思，當你體溫高、循環好，自然而然你的免疫防護力、代謝排毒力都不會差。心也是一樣。經常保持心的溫和柔軟，心裡的毒

很容易排出去，而外面的小毒小鬧，對你來說，根本不能算是個什麼事。心的保暖做得好，無礙自在無須向外找。三個心得自在錦囊，你且收下：

#他人的行為不能破壞你內心的祥和

木星上的颱風颳了幾百年，風暴大小才逐漸縮減，所幸，我們住的是地球，颱風兩三天就走，影響頂多一星期。他人令你不快的這些行為，也像是風一樣，有長有短有的只是路過。請理解一點，不管風暴的時間是長還是短，它都不可能永遠存在，一定會有消失的時候。人人都說無常苦，殊不知，苦亦無常。煩惱、痛苦，都有消失的時候。

如果你去厭惡你的煩惱、討厭你的痛苦，越是積極對抗，越會搞得自己心累。倘若你善用這個機會，去理解「原來也會有這種事情啊！」、「無明會連累旁人受苦，保持清楚明白真的很重要。」當逆境、違境出現時，裡頭多半藏著幫你開智慧的「神奇寶石」，請把寶石一一蒐集起來，開啟那個更高層次的自己。

#珍惜那可愛的一兩件事，鬧中取靜

「人生不如意十之八九」，從表面去看這句話，連我也會感到悲觀。改用智慧之眼來看全面，你就很容易能看出，唉呦，也是有那可愛、如意的一兩件嘛！我近幾年都在提倡「感恩」，即是在邀請大家透過感謝，把那一兩件可愛的事情給看出來，感謝它、珍惜它、放大它美好的影響力。比方說另一半很無理取鬧，但是，孩子很美好，多看看多想想那美好，你的心，便開啟了「鬧中取靜」的超能力。

#利用「無我」概念，催生美好的我

佛教哲學裡一個很重要的概念「無我」，並非把自己消失，或是喪失自我、屈就人下。不是這樣喔，我們一點都不需要受委屈。重點在於，人與人相互依存，無法獨立存在的意思。「我」這個概念，會在不同的關係中，展現出不同的面貌。並非堅實不變。只要人活著，都能轉變改變。變則通，不變則窮。能變，那是好事情！

理解這個原理後，你如果想看到風趣幽默的自己，可以和好朋友聚聚，如果你喜歡愛運動後充滿活力的自己，可以去打羽球去游泳。即便你跟旁邊游泳的人不認識，但看著人家二十秒一口氣衝到底，也很容易激發自己的鬥志。靠近愛讀書的人，自己也能多看兩頁書。親近巧手的朋友，說不定自己也學會了織圍巾。「我」既然不是固定的，那就有很多玩法，你可以讓自己活出精彩。我們西藏人最愛去給大師加持，或是去親近很有智慧的老人家，不是說去參加法會，大師會請你吃什麼神奇蘑菇讓你欲仙欲死，或從此百毒不侵，沒有這種事情啦。得到加持的真正意義是開啟智慧，開始使用智慧，去改變去優化這個「我」，提升正能量。

如此一來，從前的我，遇到令人生氣的人，就真的會生氣。靈性能量提升後，遇到令人生氣的人，慈悲心同理心發揮作用，會想說，可能他生病了，可能他是外地來的，習俗不一樣，可能他也是被某種煩惱給逼急了，才會這麼做……有千萬種可能，就是沒有讓自己生氣的那種可能。透過感恩、體諒，去維持心中的祥和也好，去證悟真理也罷，在你擁有一顆溫暖的慈悲心當下，各種厭惡、害怕、煩躁、憤怒都無法傷害到你。

不生氣字典

怒

心之為奴謂之怒。做什麼不好，非要做奴隸？做什麼都好就是不能奴顏婢膝。棄奴成主，是時候了，拿回自己的力量，做自己的怙主。

03

沒有需要慌亂的事，只有心裡慌亂的人

因為某某事、某某人，讓我心情不美麗、脾氣不太好、血壓降不下來，像這樣的狀況，每天都在太陽公公和月娘眼皮子底下發生。就是說你白天會碰到、晚上也會遇到。

稍等一下，其實你可以跳過這些，筆直頭也不回地往智慧彼岸走去，而不是被慌亂、焦慮、憤怒、怨恨、看不爽、看不順眼這些給耽誤了幸福。我們西藏人心中普遍存在著這樣的想法：「能解決的事，何必擔心？不能解決的事，你擔心也沒用。」這個概念出自《入行論》裡說的，「若事尚可為，云何不歡喜，若已不濟事，憂惱有何益。」短短四句，精闢又美麗，我特別喜歡。

煩惱即菩提，一出生就賺到！

要知道你其實像是中了大獎一般才降生到地球上遊學的。這中獎機率超低，低如浮木盲龜、低如散架又自然重組的瑞士錶。你把瑞士高級機械錶拆開，將裡頭上百枚零件通通丟進海裡，然後透過潮汐與海浪的力量，重新把零件一一兜攏起來組成一支手錶的機率，都比你此生擁有暇滿人身的機率要來得更高一些。換成新世紀（New Age）的說法，不知宇宙間有多少靈魂眼巴巴想到地球上體驗、歷練、受訓，都還沒辦法咧。只有極少數的幸運兒能有這樣的機會。

不過別搞錯了，地球可不是什麼天堂樂土，反而，地球屬於相對艱苦的學習環境，那，大家幹嘛還擠破頭想來？因為狀況多、災難多、病痛多，同時也意謂著挑戰多、學習素材多、成長幅度大、累積福澤點數翻倍送的機會也多更多。就好比現在很多爸媽會在暑假把小孩送去「戰鬥營」磨練磨練，而一流的國際企業也常把新進員工送去「團隊建立（Team Building）」幾天，透過各種有（機）趣（車）的遊戲，迅速養成團隊默契，一樣的意思。上坡、精進，尤其是能夠快速成長的那種，一定會有某種程度的累（淚）啊！

永遠記得，自你打娘胎出生以來，每多呼吸一次，那都是賺到！但我說賺到不是要你在那邊暗爽、嘿嘿竊笑，而是希望我們都能把握機會，多多體驗、多多經歷、多多成長，為智慧的揚升，奠定基礎。

別輕視自己的轉生，修煉吧！

回到一開頭，再來看看《入行論》中這幾句，事情還有改變的餘地，那應該要高興啊，如果沒有轉圜餘地、木已成舟，那反而就不用管它了啦。什麼慌亂、憂慮、生氣，都可以省下來。把時間精力省下來，還有很多別的事情可以做。發發脾氣雖然不花錢，但是很花時間跟精力耶，在我看來，這比丟錢進池子裡還要浪費。

難得拿到超能力轉生這世界，何不隨心所欲過上好生活？以前孔子說，七十而從心所欲，不踰矩。那是他啦，他想七十歲才這樣，我們用不著都跟他一樣。想要隨心所欲（Do whatever you want），即刻起你就可以開始這樣做。但這顆心，最好是經過訓練的心，才不會胡亂把你帶往什麼奇怪的境地去。關鍵要練習的，就是標題說的這句「沒有需要慌亂的事，只有心裡慌亂的人」，請嘗試用心轉境，重新詮釋過去、現在，甚至是未來。

很多恐怖的人、討厭的狀況、機車的夥伴，都是由你自心化現，請把勇氣銘刻在靈魂上，開始練習去正視它們，重新詮釋彼此的關係。做了這個步驟，怎麼辦，那人還是很討厭啊！關係一點都沒有變和諧啊？好吧，那其實他就是你的「忍辱教官」。感謝他冒著下地獄的風險，做了這麼多機車事、說了這麼多白目話，來陪你訓練忍辱，也是滿辛苦的。

最後列舉你可能擁有的超能力，有滿多種，比方說以心轉境、以慈悲療癒嗔怨、覺察的能力、以醒覺意識創造理想現實的能力、聯想推理分類解析的能力、想像力、專注集感力、幽默感、判斷是非的能力、照顧他人的能力……請隨心所欲隨自己的興趣去發展自己最喜歡的一種能力或多種能力。凡事莫急莫慌莫害怕，其實也不需要急、慌或害怕，人在慌亂的時候什麼力都施不上，反而你心平氣和微喜悅的時候，更有利於力量的展現。祈願見你美麗綻放，此生此刻，在這個星球上。

不生氣字典　賺

連一條內褲都沒穿就轉生到地球上的我，現在所體驗到的一切都是賺到。賺得體驗、賺得情分，賺得悲歡也賺得愛恨、賺得圓滿也賺得離分。

04

煩惱與痛苦並非堅實永久，錯覺轉正覺迎回小清新

手指若不小心碰到火，身體會快速幫你把手抽回來，這個反射動作，快得很還一氣呵成，中樞神經自動自發保護你，不用你操心發指令。但倘若心裡氣得著了火，再厲害的神經系統都幫不上忙，唯有正覺正念才有那滅火的本事。

心中業火熾熱，最是折磨，叫人吃也吃不下、睡也睡不好。維護心裡頭的小清新，這一週我們來清清心。把會助長我執的柴薪暫時擱一邊去，替自己的心騰出一塊清涼美地。至於什麼是「助長我執的柴薪」呢？就是因理解力熱當機所產生的一些致幻錯覺，一起來看看都有哪些：

#這一切都是我的錯（才不是）

數學算錯、成語用錯、單字拼錯，你可以說自己錯。但把一切都怪到自己頭上，別人不尊重自己是因為自己沒本事、公司虧錢是因為自己經營不善、老公不疼愛自己、子女不聽話、老父老母總對自己不甚滿意，這一切都是自己的錯！且慢！先別忙著鞭笞自己，以上這些唯一有「錯」的地方呢，就是以為「一切都是自己的錯」這件事，這是一種錯覺。

即便業績第一，也有機會遇到不尊重你的客人，所以跟「本事」沒太大關聯。至於公司虧錢，疫情戰爭下，很多行業本來就比較吃虧，即便經營之神降落也無計可施。至於鞭打你靈魂的這種家人，很有可能是來鍛鑄你這支寶劍的神器鑄造師。投胎時，自己勾選被敲敲打打又入高溫又淬冰水這樣艱辛的歷練過程，哪裡有錯？一點都沒錯，簡直太帶種、太勇敢了。國字寫錯可以說錯、程式有 Bug 可以除錯、帳對不上可以重算，其餘的，一切都是自己的錯？才不是咧！

#我的病沒法醫了（還有轉圜機會）

若你從未關心過身體的任何提醒與徵兆，上了年紀，很多毛病都可能顯化出來，再給你提個醒。很多人一天要在大醫院轉來兜去，看完這科掛那科，藥拿了一堆，從早吃到晚，卻也不見好轉。你以為自己真的老了沒用了，全身整組壞光光？那還不一定喔！

老人不等於病人，當然出現共病或自律神經失調、免疫不平衡的狀況時，全身上下會有多個地方都很不舒服，但現在醫療比百年前進步不知道多少，現在的醫生有很多新工具可以用。很多以前無解的，現在都已逐漸被破解，特別是在免疫與再生上，都有很大的進展。像我自己就擅長從免疫、再生和排毒三方面著手，進行身心靈整體的調理，很多長久困擾人的健康問題，都能慢慢解決。除非自己棄權，否則，辦法總會有的，而且還不只一種。

#我好窮一輩子不能翻身（誰說的）

含金湯匙銀湯匙出生，很重要嗎？要是沒有這些「湯匙」，就會一輩子很慘很弱嗎？像我除了口水，出生的時候什麼也沒含，家裡人各個億來億去，這好幾個「億」，是持咒的次數，也不是銀行裡的資金。但我總是很自豪地說，我覺得自己從沒有窮過。

除非真的被醃成一條鹹魚，那還真沒辦法靠自己翻身。可是我們是人耶，說翻就翻、想翻就翻。不管你要從負轉富，還是從窮困潦倒變成飛黃騰達，一生起起伏伏大起大落上上下下的人，多到兩百根手指頭都算不過來。拿掉對自己的限制性信念，翻轉吧！美夢要成真，翻一次不夠，那就翻兩次，再加個花式，多好看。

#都沒有人關心我在意我（你至少有一個信徒）

這個錯覺最恐怖。籠罩在「沒人愛我理我在乎我」的錯覺裡，可是比什麼都還要悲催。但你稍微推演一下，「都沒人愛我」這個命題，在本質上根本就難以成立，而且還很容易破解。如果你開始愛自己、惜自己、信自己，那你起碼會有一個愛你至深的信徒，那就是你自己。

有趣的是，當你開始珍視自己、珍愛生命，你或許能感覺到別人對你的態度，也變得不一樣了。愛己愛人愛眾生，愛你的仇敵和辦公室裡的機車人，漸進式把愛擴散出去，愛的漣漪無遠弗屆能夠一直延伸出去，最後能把所有人都包含在其中。當然，這個人，也包含你。

#別人都過得比我好（貨幣會貶但人不會）

日幣可貶、英鎊能跌、土耳其里拉會走軟，但這些都是貨幣啊！人比紙鈔和硬幣強多了。沒有為什麼，因為事實就是這樣。除非你自貶自卑自欺自軟，自願淪落到平陽被狗子欺負，否則，就算能操作世界金融的大腕大鱷，都沒辦法貶你，或升你。

別人都過得很好？那不是正好嗎！人與人之間的關係，不是美元和台幣的關係，不是誰低誰就高，誰虧誰就賺到。人與人之間是彩虹一般的關係，不同人不同顏色，一起好、一起漂亮，剛好成就一道彩虹。這才是事實真相。

不生氣字典

翻

翻過一頁新仇舊恨，我將埋怨通通翻篇。我重新翻譯苦境與難處，重新詮釋苦難其實是戴了假面的祝福。

05

遇到敵人時，最需要留意的是自己心內的嗔恨

嗔恨傷害我們的健康、毀壞我們的好心情，還容易遮蔽智慧、讓我們不自覺做出白癡的行為。一個嗔恨，對智商、情商、靈商（SQ，Spiritual Intelligence Quotient），展開全方位傷害，一個人由內而外、從頭到腳，沒有一處能逃過它的轟炸。毀滅性可說是相當駭人。

你若熬夜追劇，身體累但至少心情爽，而你生氣起來，身心都累，無一處舒爽，連帶心靈能量降低，連運氣都會變差。不生氣好命人的修煉，我們這週繼續來練，分三個步驟：

#逢敵時刻，第一看自心

敵人、鳥人，每天路上走，任誰都可能遇到。搞不好你辦公室裡就很多。正面交鋒第一件事，不是去把後車箱的球棒拿出來準備開戰，而是想方設法不要戰！在看見敵人那一瞬間，是

嗔恨心最容易長大的時間。這時如果你思量著戰鬥計畫、準備這樣那樣弄死他、想著該如何如何給他好看，這每一個想，都是嗔恨心的糧食。

第一時間一定要讓嗔恨心徹底斷糧，等它長大到完全遮蔽你的真如智慧時，你等於是行走在無月的暗夜中，被「煩惱」這個刺客射飛鏢放箭亂亂砍，都只有挨打的份。很慘很慘。所以，身外之物，什麼都可以放下，唯有心裡頭的智慧要拿好、保護好，任何會削減智慧值的，都該有所警覺，將之拒於門外。

#第二步，觀察煩惱作用

好消息是，因為你方才率先保護了你的智慧，所以這一次，我們就不用像是在審視傷口一般，苦哈哈地去觀察自己的煩惱有多麼惱人又多麼痛苦。這次要看的是對方的。你以為「敵人」那麼渣、那麼討人厭，他都問心無愧過得很爽嗎？其實不然。敵人也有他的煩惱。而且這煩惱還不小呢！

正因為他被自己的煩惱給掌控了，智慧值墜崖式狂掉，所以才會弄出這許許多多自自私私奇奇怪怪，損人不利己的麻煩事。如果這不是白癡，那什麼才是白癡？相信我，如果他神智清明，他其實也不想這樣。能讓你煩的人，他本身絕無安樂的可能，只有比你更煩而已。即便他把工作都丟給你辛苦，自己早早下班逍遙去，那也只是表面逍遙，更深層的，他有很多的後怕、很多的擔心、很多的無力感，是你在氣頭上想像不到的。時間拉長一點來看，近程、中程、遠程的因果關係深入去看。敵人不光能陪你修忍辱，他還是活生生的教材呢，簡直是一部會走路的有聲書來著。

#三，明白雙手真正用處

達賴喇嘛曾說過：「我的雙手是用來擁抱的，而不是用來攻擊的。」我聽了是特別感動。可不是嗎，釋出善意的人，自己渾身都被善包圍，釋出惡意的人，周身皆受惡籠罩。所以我們不管做任何事，動機真的很重要，因為這一念，會令我們的處境，有著上天下地的差別。不殺無害心，亦無勝負意，善慧渡你我，終解嗔恨心。

遇到敵人，第一，智慧不可拋，靠這個智慧，可以保護自己，也可以保護對方。再來，趁機觀察煩惱在人心上的作用與機轉，方便自己找出預防和對治的方法。遇到敵人，第三，善良不可拋，靠著這個善良，你化解一切嗔恨在人身心靈上的毒殺，拿回自己真正的力量。而這力量，是一股溫暖的力量，周身運行這股溫暖的你，如同武林高手一般，憤怒的鏢、傲慢的箭、嫉妒的鞭、憎恨的槌，都傷害不了你。《黃帝內經》也說，「正氣存內，邪不可干」，我認為這是最頂級的預防。

遇到很難很難的處境，遇到很討厭很討厭的人，最要堅持的並非和對方殺個你死我活的意志，真正最要堅守的是智慧與善良，明白雙手真正的用處，是創造、是擁抱。承諾不殺、無取勝負，不問一己清風朗月，只為世間河清海晏。

不生氣字典

勝

不輸給面子、不輸給寂寞、不輸健康、不輸心智，也不輸給算計。無爭勝負的人，在一開始就贏了！我不與人為敵，我真正無敵。

06 慢走不送，生氣時別又再生自己的氣

衝突對立敵意、充滿仇恨的言論、過度期待事事順心、老是不甚滿意、譏笑他人而覺得自己更棒、別人都是白癡只有自己最聰明最清醒……如果不刻意揀擇能映入眼簾的訊息，現世環境中已有太多的「榜樣」，讓我們在不知不覺中耳濡目染，沾染了嗔怒的習氣。養成了看不慣、第一時間怪罪他人的習慣，而不自知。

嗔怒習氣特別重的人，每天都有很多事情可以氣噗噗。別說一整天下來不知氣死了多少細胞，憤怒的情緒高漲不退，你的身體想要再生與自癒，那也是心有餘而力不足。因為從頭到腳的器官、組織、血液都去支援「生氣」這檔事，實在抽不出空來做好你的修復、代謝工作。細胞不好好再生會怎樣？第一個老得比人快，第二是罹患退化性疾病的機率比尋常人高。不管哪一個，我都不願在你身上見到。不生氣消病氣，這一週，我們朝以下五個方向來努力：

#硬幣的另一面是慈悲心

仇恨、敵對可以療癒嗔恨嗎？當然不行啊！只有慈悲心才可以。好消息是，你是你心的主人，你可以任意「翻面」它。如果你的心是一枚硬幣，反面是嗔恨，正面是慈悲，其實你想要把哪一面翻出來，那都是由己不由人的。你自己就可以決定。

順帶一提，「憤怒相」跟嗔恨心顯化出來的樣子，看起來很像，但它們在本質上是完全不一樣的喔！出於慈悲心的憤怒相，比方說看到小朋友玩火，立馬阻止他，你笑咪咪講或許小孩很皮不理睬你，你假裝生氣怒斥他不可以這樣，這個叫做憤怒相，只要是出於慈悲心的，就一點都不會傷害到健康。

#放棄繼承原生家庭的憤怒習氣

有時候我都會跟我的朋友講，仇恨性質的新聞不要看太多，各種罵來罵去、打來打去、嗆來嗆去，很多都是沒有意義的。遙控器拿起來轉台，要看新聞也要幫自己挑講局勢、解經濟、知性一點的那種，才不會浪費時間。

同樣的，你可以放棄沾染螢幕上的負面習氣，也可以放棄繼承家裡頭的不良習氣。家族裡總是有人喜歡氣噗噗、怎樣都不會滿意，別學、別應和、別跟著一起罵，只要笑笑的就可以。

「雖然你是我的家人，我愛你，但我放棄跟你一樣喔！」當然你還是可以繼續關心他、愛他、照顧他，要放棄的是容易憤怒的習氣，而不是放棄家人，這個差別要搞清楚。

#預防二次傷害，及時喊暫停

察覺到自己生氣的時候，可以立刻喊暫停。就像是足球賽裡，即將要趨於劣勢的一方的教練，會權宜喊個暫停，重新調整攻守節奏，預防賽事一敗塗地。喊暫停這個策略，在保護心血管上面特別必要。

氣起來快要打人的時候，你可以練習「洛桑加參」YouTube 頻道上教過的任何一種呼吸法。或是，讓自己先去做其他事情。好玩的事情、有意義的事情，甚至是做家事洗浴室都可以。

#使用智慧離開白癡，是無名火的解藥

離開白癡，意思是跟白癡的自己說掰掰。無名火起因於無明，你不知道原因，然後就亂發脾氣，這真是有夠白癡的啦！剛出生的小嬰兒不知道是餓是睏，還是要拉屎，只要不舒服不對勁，就哇一聲大哭。你三歲？還是兩歲？都不是吧！我們又不是小娃娃，令自己不舒服的原因，稍微找一找就能找到耶！去把問題解決才是實在。在那邊生氣、在那邊哭，哭得再起勁，

也只是幫自己找頭痛而已，罵得再用力，好運也不會從天上掉下來。萬一哭到眼睛腫得像隻蟾蜍似的，那也是自己不好看。

#正一正偏見，去無明視界大升級

你以為的世界，有百分之九十是自己心的投射。萬一心很亂、很傻、很愛睏的時候，看很多的東西，都會產生誤差，跟事實不符，以至於你覺得不順眼，不爽，不合意。於是準備要發大脾氣，要開始罵人了。先等等，請別錯過這個升級的大好機會。你可以從肉眼一下子跳到慧眼。飆罵前，你先捫心自問，問自己一個問題：我是從機會中看到阻礙，還是從阻礙中看到機會？肉眼會看到前面那個，後者才是慧眼能看出來的。這一次，你打算拿哪一副眼睛來看世界呢？

不生氣字典

離

遠離深淵、遠離災厄、遠離謾罵、遠離挑撥、遠離深不見底的情緒黑洞、遠離不真切不真實的虛妄評斷。執手善慧共寫圓滿，死生不相離。

07 將煩惱多多的爭鬥，轉化為幸福多多的勇氣

俗話說：「人爭一口氣，佛受一爐香。」爭氣本身沒有問題，問題是「怎麼越爭越煩、越爭越氣？」爭到令自己時時不滿、處於不安恐懼的狀態，那不只是心裡頭不痛快，連帶身體都會出現很多壓力反應，吃喝睡不能、消化代謝不良。

在能量意識學先驅大衛．霍金斯博士所製作的意識地圖中，憤怒與勇氣的對數，只差五十，勇氣的測定值為兩百，兩百以上的高頻能量諸如喜悅、慈悲、理性、接納，這些都讓人變強。而憤怒，它常以仇恨、侵略的方式展現，測定值為一百五十，低於兩百的生命觀點，比方說憤怒、懷恨、冷漠，都會弱化人的身心靈力量。而意識的強與弱，跟我們的健康力息息相關。「憤怒」與「勇氣」都屬火，同屬性卻不同結局。你是過著越活越有元氣的生活型態，還是越活越接近疾病易顯化的樣態？兩種態，只隔一線。化火氣為動能，以下三個想，一塊兒來

想一想：

#想什麼要什麼，能考慮越多人越好

破壞性的想要跟建設性的想要，之間的差別在於「規模」。如果你只為自己一人考慮，那可能很多時候都要氣憤和傷心了。因為你跟全世界對著幹，勝算可說是微乎其微。即使使用小聰明暫時得利，也得意不了多久，而面對後頭的失去，心裡擔憂、恐懼，這些都是會對你糾纏不休的負能量。

如果你願意多考慮一人，那整個情況就會逆轉過來。比方說夫妻同心、與夥伴共同打拚、強強聯手，許多事情都能往好的方向去發展。更厲害一點，你考慮到一整個團隊、一整個群體，哇，萬眾一心，眾志可以成城。你今天要造一個大的轉經輪，要上百萬，一個人出錢很吃力，但拆成小份請鄉里鄰居共襄盛舉，眾擎易舉，就很容易成功。

#不求短暫利益，但尋長期和諧

熱中爭奪，慈悲與智慧常會當機。人可以為自己爭取快樂，但若爭的是別人碗裡的一塊肉，或是會去傷害到其他人，那這樣的爭，就有很多副作用。最麻煩的是，你得關閉同理心、慈悲心，對於他人的痛苦麻木不仁，你才爭得下手。話術騙術、心念歪斜不正，使用小聰明去達到目的，大智慧就只能躲在你的本心裡黯然哭泣。

誒，等等，自己明明有大智慧，何必耍小聰明？權益為眾人去爭，為保護地球環境去爭，為後世後代去做打算，這時候，智慧的方法，你隨時從口袋裡抓出來都一大把。把時間放長遠地去看，很多不正的歪念想，自動會修正。尤其是位居上位的人，看得長、看得遠，那你會更樂意採用智慧的方式去處理事情，而不是把自己困在爭論不休的煩惱苦海裡頭難以脫身。

#擁有共好的勇氣，因為你可以

人為什麼會自私？因為對自己沒有信心的緣故。一旦你看清自己的本來面目，那你就完全不會擔憂跟害怕了。其實你很強、很有智慧、擁有獨特天賦和等待你去發展的潛能。如果你願意拋棄愛我執，捨棄以自己為中心的想法，那你可以從宇宙、從社會中，源源不絕地去下載能量，來實現共好。很多外緣都會飛奔過來幫你。

接下挑戰、接受改變、接納更好的自己，你真的可以使用各種資源，去創造、去加工增值，再送還給全世界。然後你又擁有更多資源，再去創造、再去加值，再送給所有人。這不只是良性循環而已，還是一種良性的複利循環。把自己變成資源的大富翁，請擁有與他人共好的勇氣，因為你可以！

不生氣字典

利

利生無害心，利己還利人。一本初心、一本萬利。利他慈悲心，利己還利人，自他兩雙全、自他兩得利。

08

先學放手才懂放心，觀自在莫觀宿敵

怒字頭上一個奴，暗示我們發火起來，馬上變成嗔恨情緒的奴隸，縱使本心再有智慧，此時此刻，也說不上話，完全失去主控權。在生男和生女之間，你選擇了生啤，基本上不會有什麼大問題。但若硬要在發跡跟發達之間，選擇了發怒，那苦果，可是比發呆和發胖還要叫人吞不下去。

思想決定你行為，行為決定你終章，《法句經》有言：「命欲日夜盡，及時可勤力，世間諦非常，莫惑墮冥中。」我有一個好消息跟壞消息，你想先聽哪一個？我才不管你比較想知道哪個，我通通都要講，因為都很重要啊！壞消息是人類此生壽命有限，過完今天不會永遠都有明天。好消息是，在走到終點以前，就算是前一刻，若能及時頓悟，那也是可以幫助自己脫離生生世世的迷亂循環。自性的覺悟是登入無盡智慧之源的金鑰。倘若內心迷亂如霧，比如變成怒氣的奴隸，或受貪跟癡所制約，即便金鑰近在眼前，那也是看不見的。

去心垢、解心毒，容易讓人迷亂混淆、心不能安的，這一週，我們嘗試鬆開手，不再緊緊抓著不放。

#與其事事淺嘗，不如擇善收藏

資訊焦慮是在網路發達後才產生的問題。本來喜歡獲得新知是人類的生存優勢，但大小訊息都不捨得放手、就連親戚家小狗今天去哪玩都想知道，訊息量超載，沒多久，人的身心就容易感到疲勞。請立即停止無止盡的搜尋和無意識的觀看。主動去深化、累積自己有興趣的部分。經常這樣有意識去為自己揀擇、篩選，相信我，同樣是滑手機，在幸福量表中，它就從低趣味低意義的象限，移到高趣味高意義的區域裡。

#收回目光，觀自在不要觀宿敵

網路太方便，人的一舉一動也變得透明，很容易觀察，這本來也沒有什麼問題。問題在於，自己的好奇心突變為比較心，那就不好辦了。「唉呦，他的訂閱數比我多，可惡，居然比我受歡迎。」、「某某人怎麼成天都可以吃吃喝喝玩玩，我都只能待在辦公室，真不公平。」

本來能為人生帶來無窮樂趣的好奇心，一旦突變為比較心，無盡的無明煩惱便會如藤蔓一般，爬滿人心，讓你不舒服，甚至感到窒息。觀自在，不要觀宿敵。你隨時都可以在自己心裡展開一個堅不可摧的結界。裡頭美美的、靜靜的、舒舒服服的，這是你跟你自己相處的一個神聖領域。在裡頭，你慢慢回血、慢慢恢復覺性，恩怨無染、能憶初心。

#一堆可愛貼圖，不如一次印心

說實在話，我自己手機裡，也有一堆群組。聯絡事情方便、約時間方便、追蹤進度更方便……簡直是太方便了。不過，有時候方便反被方便誤，所有訊息擠在一個螢幕裡，真正重要的，要是恰巧被雜訊蓋過，一不小心就給忽略了。整個世界，都在一個手機裡讓人一手掌握，這是現代的方便。放下事事求個方便，有時候我會刻意讓自己不方便，以保留面授機宜的浪漫。從前佛陀傳法，和聽懂的弟子相識一笑，這就印心了。和真正重要的人見個面吧！手機裡說不清楚的，還是要真正見到面，確認過眼神，那才真正一清二楚。

#放下「你為什麼不這樣」的執見

「可能還有我不知道的事。」這一句話給我迴車迴旋的空間。兩車在狹路交會，誰都不讓誰，難道要對撞，比看誰車殼硬嗎？又不是在玩碰碰車。一百個義大利媽媽，就有一百種提拉米蘇。料理人生，每個人都有不同的配方和做法。好不好吃，那也是他家的事。他們家孩子覺得好吃那就行了。「你為什麼不再多加點糖」、「你為什麼不用蘭姆酒」、「你為什麼……哎，你這樣不正統不道地啦！」連海巡都沒有管那麼寬，我又為何如此在意？是從小立志要當糾察隊嗎？並沒有!!每一個糾結、看不順眼的瞬間，我都練習放下。一次次投入人間、一次次練習，直到迷亂循環終結為止。這同時也是獲得永恆快樂的起始。

「我今天就決定我要快樂」、「我現在就決定要放手」，唯善擇之、唯善堅持，斷捨不利生的貪嗔癡習氣，與融睦有情、與紛爭無緣。願你在每一個幸福的瞬間好好活著、好好待著。

不生氣字典

觀

觀自在不觀宿敵。觀照世間，但求無負。觀照本心，唯願無染。觀山海觀日月觀星辰觀微物，各得其所、各自安好。我亦很好。

09

在難上加難世界中，活出難上加分的精彩人生

二〇二三年即將翻頁，這一年有人日子過得還不錯，卻也有人驚慌失措。有人額頭上三條線，有人白眼翻到後腦勺都還不夠翻，有人哀嘆青年失業率明明很高但要徵人卻很難找，還有人曾怒嗆麵粉跟沙拉油再這樣漲上去乾脆把店收了算了……若票選二〇二三代表字，我相信，選「難」的人，肯定會比選「爽」或「愛」的人還要多。

我不會用心靈馬力過度樂觀地去預言，未來一切都會「好」起來的，就怕現在只是慘，將來居然還變成好慘。一味樂觀，恐怕是得了「樂觀病」吧！從另一個角度來看，這也是一種無知。幸好，我們的人生都沒有如此淺薄，於跌宕起伏間，成就了厚度和深度。投生為人，「苦難」與「無常」這兩大體驗，不分貧富貴賤、不管你是王子還是王子麵，都一定會遇到。但遇上苦與無常後，選擇怎樣去面對、理解甚至是運用它，就很考驗真本事啦！我希望在百年難得

一遇的難上加難境遇中，你我都能活出「難上加分」的幸運人生，精彩、有厚度、晚年回憶起來還津津有味。三個加分之想，與你分享：

#你曾經幹了大善事，才變成人的

我們西藏人都知道，人這輩子之所以能投胎成為一個人，而不是一隻小強，那肯定是之前有累積過不少福澤、做過很多善行、幫忙過很多人，才有機會再次投胎為人，來到地球上學習。光是有智力能理解、能累積、能精進這一點，我們人其實已經贏過包含三葉蟲、藍綠藻等諸多生物。即便跟狗界頂聰明的德國牧羊犬相較，你的智商都還能贏過牠好大一截。有這樣聰慧的頭腦，今世若不能辨別善惡、正邪，那來世怎樣我不好說，起碼，這一輩子，過得不會太痛快。

遇上難的境遇，體驗過難，便知道，沒有人喜歡難，如果能試著用自己的長處，幫別人解除痛苦，那就很好。你一定做得到！光看你長得這樣可愛，四肢健全五官端正，我就知道你以前一定做過很多類似的善舉，請繼續利用這樣珍貴的人身，好好利他、好好修行。

#無常是天公伯送給人的無知預防針

以前我在佛寺修行時，有門功課是要思惟無常。太平盛世中，鮮少有糟心事發生，也沒什麼困難的事情，「無常」居然還要特別去憶念它、找素材觀修它。現在這世道就不用這麼麻煩了，無常的情事天天在你我身邊上演。本來這樣都可以的，居然現在都不可以了。本來都好好的，居然一夕間崩壞。無常這個課題，強迫塞到每一個人眼前，你不正視它都不行。就算閉眼不看，無常的消息，隨處都有人講給你聽，逃都逃不掉。

不過大家不要搞錯了，不是老天喜歡整人，所以倒一拖拉庫無常來逗你玩。無常對我來說，像是天賜的疫苗，是讓我免於無知的預防針。若沒有它，我可能還傻里傻氣忙著一些瑣瑣碎碎的人間鳥事，而不自知。有無常，看著地水火風生滅，看著萬事萬物聚合離散，我更懂抓緊時間學習、進步、優化自己，並以此克服伴隨無常而來的困難們。轉個彎、轉轉念，很多以前沒想到的方法都會跑出來。從無知到有知，還把所知傳遞給需要的人，多虧無常，給了我這樣的機緣。不然我現在還可能傻呼呼很白癡那樣。

#美好的現實，在你取捨後顯化出來

如果你喜歡幸福、快樂、健康，那就不要選跟幸福快樂健康概念相違背的選項。比方說，希望家庭和樂，心裡想的、嘴上說的、手裡做的，都符合「和樂」氣質，那你肯定得到一個和樂的結果。有人嘴上許願家庭和樂，卻心口不一，手口不一，惡毒語、輕蔑語講得比誰都起勁，或老做出一些離和樂很遠的自私行為，那麼這個許願，就會變成無效心願。

將美好的現實顯化出來，有一個口訣：「捨一切惡、取一切善」。加善減惡等於好棒棒的美滿人生。這個公式，套用在許願健康上，也很好用喔！比方說，你多走幾步路少吃一點垃圾食物、多笑一點少怨一點、多利他助人少貪欲避免自私蔓延、多在精質睡眠上用心少拿別人家閒事操心、少吃一餐多嚼兩口、少種惡果多植樹栽花……如此這般，你不健康誰健康？

不生氣字典

禮

我決定大大方方收下苦與無常送來的禮物。禮讚生命的厚度，禮遇共我有緣的所有貴客。不管他的面貌是凶還是帥，我皆以禮相待。

10

五個滅火心法，將輕鬆和清新帶來這世界

在我個人「洛桑加參」的YouTube頻道中，最多人觀看的「文殊菩薩心咒」系列，到現在每個月、每一天，都還有不少人反覆在聽、反覆在看。看到有這麼多人對於開智慧很感興趣，我真的非常高興。這邊我把最重要最關鍵的部分再說一次：向文殊菩薩求得真如智慧的真正方法，就是你懷著利他、讓世界更和平的心意，希望智慧可以幫自己達成目的。用這樣子的方式來求，智慧能真正為你所用。

往裡面看，憤怒心、平和心說穿了都是自己的一顆心，哪一個讓你感到舒適寧靜，你就懷抱那一顆心。本週我們來重塑幸福思維迴路，把那個引導自己進入攻擊憤怒與不幸的路徑改一改。五個滅火心法，分述如下：

#總是回頭照看自己，窮寇莫再追

當你因為一個突發事件、幾句流言蜚語，或者狀況不如預期而整個火氣上來、龜藍波火的時候，第一時間是滅火，而非追擊縱火者。如此可將損失降至最低。試想若你軍營著火，那，當然是滅火先啊！追著不太理智的「窮寇」，到某個地方又廝殺起來，後方已失火，前方又開火，那還真是會燒個沒完沒了。縱使過去已為自己累積千萬福澤值，也禁不起這般糟蹋。「一念嗔心起，火燒功德林」的火，指的正是這嗔火。

#鍛煉眼界，不去訓練罵人的口才

很會罵人、罵到對方啞口無言會怎樣？會讓生命痛苦。先是對方痛苦，然後沒多久接棒換自己受苦。所以罵人的口才就先不用訓練啦！該鍛煉的其實是「眼界」。我堅信自己的想法是對的？我的印象絕不會錯？只有我這個方法才可行？千萬別這樣自己蒙蔽自己。誤以為自己最高明，才是真正的愚蠢。

開放、全面、深入、更長遠更正確地去理解實相，隨時準備拋棄偏差的執見，這是幫自己提升視界維度、開啟慧眼的不二法門。和人起爭執的時候，正是升級自己的時刻。印度人搖頭不一定是在拒絕你，上下左右搖晃的那種，其實是在說「好喔」。世界這麼大、如此豐富有趣，哪還有生氣的時間，把時間花在觀察、花在長見識上，才讓此生不虛此行，還又過得很有趣。

#理直氣要和，和氣生福身體健康

觀察、審視、長見識了之後，你或許會發現「自己果然是對的」！這時候，你就可以暫時擇善固執了，直到無常再次改變現狀為止。請理解，對與錯是會變動的，狀況有變，我們要會去適應。我們有靈識、能改變，絕對能找到方法去適應，除非自己放棄這項能力。當你發現你自己是對的，是有理的，無須驕傲，和緩和氣和平地堅守善心善行便好。理直氣壯說：「早就跟你說過了吧！」這句話噴出來只會令人窘迫，誰還管你見解高不高明？人前留一線，日後好相見。

倘若你今天是一個貴族，宴席中有賓客誤把洗手水端了喝了，你要當面貶低他，笑他是鄉下來的嗎？選擇跟客人一起喝，巧妙化解尷尬的王室成員，反讓世人見識到他的高雅和體貼。真正的高貴不是用權勢去壓人，而是以胸懷與機智懷柔。

#憶念如母有情眾，孕育自己

自己的煩惱自己悟。西藏人熱中修煉心性，其中一個很受歡迎的觀想法是「視有情眾生像是自己的媽媽一樣」。如此一來不管是遇到罵你扁你鞭策你的「虎媽」、從懸崖邊一腳把你踹下去的「老鷹媽媽」，還是寵你疼你的「慈母」、為你提供資源和支持的「大地之母」……念及如母有情，心裡總會有許多感謝。就心靈能量而言，感恩感謝是非常高端大氣上檔次的。

沒有一個人能獨自存活於世，所有人都承載了眾生的「成全」，才造就出今天的自己。就連讓你受苦的那人，作為一個對照組，他其實也在某個層面上幫你體驗到了幸福。憶念如母有情，感恩善意常暖己心。

#靜觀三五千年後，你我皆塵土

心情不爽，和人吵架、賭氣、置氣的時候，你除了深呼吸，還可以閉上眼，觀想自己三、五千年後會在哪裡，又會是什麼模樣。我看到自己變成一粒沙，對方也是一粒沙，總共就兩粒沙，還在那邊吵來吵去，真是有夠荒謬。想到這個畫面我自己都會笑出來。

人是塵土做的，終有一天歸於塵土，還是趁現在好手好腳，能走能跳能游，好好玩一玩樂一樂吧！就算只是去品嘗一杯好茶，曬曬太陽流流汗，那都好過和別人過不去、和自己過不去。

不生氣字典

塵

百年後，再頑固的我，也終將歸於塵土。再剽悍的你，也只能化作微塵，回歸大地。既然我倆一般「土」，又有什麼好爭的呢？

11 重設思考途徑改寫運程，樂透人生現正開啟

父母不能選，基因也無法輕易改變，但透過選擇，你我卻都能夠控管基因表現。讓「好」的基因變強大、優先表現出來，最有效的方法是透過優化生活型態，將「壞」的基因隱藏起來，不讓它顯化，這是現在最新的遺傳醫學概念。同樣的，命不容易改，但運卻可以！怎樣改呢？透過優化思考途徑（Thinking Process）來改。

命格將子彈上膛，而扣下扳機的是現世一念

在研究性格與長壽關係的調查報告中，我看到悲觀者占有較小的生存優勢，且從疾病中復原的速度也比一般人慢。而在許多心理學實驗中，悲觀者甚至還「運氣比較差」，比樂觀者更

容易忽略掉可以額外中大獎的訊息。但我發現，即便悲觀、厭世、很容易憂鬱、動不動沮喪的人，仍然具有成為「人生勝利組」的潛質。掌握逆轉勝的機會，我們需要學會「換句話說」。意思是翻個面，把原本顯露出來的陰面，改成陽面朝上。

有句成語叫做「禍福相倚」，也就是老子說的：「禍兮福之所倚，福兮禍之所伏。」存在於現世的人事物、機緣機運，裡頭都包含著陰與陽，就連我們的身體裡，也有陰陽。比方說自律神經裡跟戰鬥有關的交感神經，就有陽剛的特性，而負責放鬆吃喝拉撒的副交感神經，則充滿陰柔的特質。就像透過改善生活習慣來優化基因表現一樣，現在的我們，可以透過換言之、易言之，來把自己選擇過後的人生重新表述，用你喜歡的方式，來優化自己的人生走勢。具體怎麼做？後面舉四個例子或許你就能明白。

#我哪是怯懦悲觀，我這叫謹慎小心

當生活環境中充滿許多危險、時局動盪不安時，反而是保守派能安然度過。激進派聽慫恿者喊衝就真的傻傻向前衝，一不小心掉進洞裡很冤枉。保守派停看聽、擬好策略才前進，相對不容易被煽動。

謹慎小心是很可貴的特質，但別小心過頭了，到真的該行動時，還是得做出抉擇，前進？

繼續不動？還是撤退閃人？選擇權拿在自己手上，不好聽別人亂亂講。覺知打開、智慧用起來，就把自己和身邊的人帶到安全的地方。

#我並非愛生氣，我是在打抱不平

本書主題為「不生氣」，是指不生那種因為無明而起、傷身又傷心的怒氣，像這樣的嗔怒，越少是越好。但如果今天你為一個被欺負的女孩子發聲，那倒是要足夠堅決、足夠凶才可以。西藏唐卡上有很多佛菩薩的憤怒相，每一尊看起來都挺嚇人，有的拿著刀還會噴火，要不，怎能嚇阻壞事發生呢？

生氣的時候，一定要問自己一個問題，你是在為私利有損而生氣？還是為他人為眾人挺身而出？利他的那種生氣、出於關愛而表現出來的憤怒相、假裝很凶去教小孩不要玩火的這種，不但不傷身，還很有力量。是出於無明無知？還是出於利他慈悲？能夠明確辨識出兩者出發點的不同，「生氣」將能為你所用。

#我不是不認真，我在等一個時機

戰鬥力小的物種，通常喜歡群聚在一塊兒，大家做一樣的事，隔壁吃草我也跟著吃草，前面的左轉彎我也跟著轉彎。但像是雪豹、老鷹這種很有判斷力的，反而喜歡自由自在，隻身獨處照樣過得很好。

如果你很有判斷力、很有實力，那其實也不用為了「合群」，刻意勉強自己去跟大家做一樣的事情。萬一大多數人說的做的剛好是錯的呢？那當然是不跟啊！隨時隨地獨守善，在對的時機點才發揮全部力氣，這反而是很有智慧的人才能做到的喔！

#我沒有懶，只是我更樂意做真正該做的

每個世代有每個世代的生存方式、生活方式，若缺乏跨世代的理解力，自然會看很多事、很多人都不順眼。你覺得某某人在某件事上很懶散，殊不知，他只是有別的他覺得更重要的事情要忙。看他把時間花在他認為值得的人事物上面，你不但不該生氣，反而該替他高興。又或者，你暗自有點羨慕，因為自己不能這樣，所以在生自己的氣？

跨世代的理解力、擁有拒絕鳥事與實踐天賦的勇氣，這兩方面提升了，你會發現所有人，不過都是在用他們喜歡的方式，在體驗自己的人生罷了。不去為難別人其實是放過了自己！此後看誰都順眼，自然心花常開，運勢亦隨之大開。

不生氣字典

改

不怨命不能改，只願運還能轉。改用自己喜歡的話重寫、改用自己喜歡的樣子重生，改用自己喜歡的方式回眸，再看一眼人生。

12

在適宜綻放的時節與土壤上，自顧自美麗

虎落平陽被犬欺，龍游淺水遭蝦戲。離開深山老林的猛虎，遇上擅長城市巷戰的一群惡犬，也可能無法發揮實力、暫居下風。雲遊四方的龍縱使有著呼風喚雨的本事，但全球暖化旱期不慎卡在沙洲時，連溪蝦都能湊上前來圍觀兼調戲。

不過，這都只是一時的。世事無常，苦亦無常。儘管「遭遇」受外人影響、受外界情勢影響，但心情，卻是自己的。如果你不樂意生氣，不願意陷入鬱悶悲觀中，沒有任何人能逼你就範。換句話說，沒有人可以在你不同意的狀況下，讓你自我感覺很差，抑或是自信心低落。除了你自己，沒有人有這樣的權力。

打造不容易受傷的心靈品質，五個小訣竅與你分享：

#登場時間還沒到，在後台等等也無妨

六零年代普普藝術家安迪．沃荷（Andy Warhol）有句名言，「在未來，每個人都有成名十五分鐘的機會。」而他口中的未來，正是我們的現在。時來運轉，你正在享受你的高光時刻嗎？還是看著別人登上高峰，而感到悲涼和落寞？

各人有各人的生命節奏和進度，即便大家同時從山腳下出發，登頂的時間也不見得都會一樣。理解這一點後，嫉妒心立馬沒戲唱。你開始懂得欣賞他人的成功，你開始把嘲諷別人的力氣省下來，用來升級自己，以待屬於自己的高光時刻來臨，能盡情演繹不留遺憾。

#討厭的東西中，也存在著有趣的部分

花力氣去討厭某事某地某人，既浪費時間，又很傷害身心健康。而去壓抑那個「討厭」，則更花力氣，還不容易成功。比較可行的做法是，在討厭裡面找出可愛。世間所有，皆含陰陽。假設討厭為陰、可愛為陽，要讓陰消失基本上不可能，但去努力看出陽、放大陽，卻一點都不難。

比方說，最近一大早都要去客戶那裡真是煩死了，這是陰，但客戶公司提供的免費咖啡很香很合自己胃口，這是陽。又，某某人愛嘮叨好囉嗦，這是陰，但某某人很可靠很準時，這

是陽。你不用強迫自己喜歡開會或去喜歡某某人，只要想到陽的那一部分，就可以了。顯性的陽，能輕易把偏隱性的陰給「覆蓋」過去，請多多利用有趣的、好玩的、受你喜愛的「陽」，來平衡掉「陰」對你造成的不適和壓力。

#且讓腦洞大開思緒飛揚，心情也飛揚

人心是一顆滿載高功能的裝置，它能感知、能轉化、能理解，還有一個最最特殊的「想像力」。若你不想每一次都去同理他人、去理解實相，偶爾改用想像力在人間走跳，未嘗不可。只要不傷害到任何生命，從心所欲，你隨時都能這樣做。

在高速公路上被超車，我都會想對方可能趕著去拉屎，跟屎那還有什麼好計較的？趕拉屎的人我都讓，快去快去。而在秀才遇到兵有理說不清的時刻，我都會想說，這個人莫不是外星人吧！行事風格如此奇葩、如此一言難盡，難道是蜥蜴人？在真實世界裡加上你的想像力，連像地獄環境那麼惡劣的地方都能被你變成人間樂園。

#幫別人找藉口，互相包容大家好生活

盯著別人會不會犯錯、有沒有做好，是全天下最累的一件事。你不是他老闆，更不是他老

媽，看著對方活成他自己喜歡的樣子，笑笑的就可以，認同或不認同，也都可以。

我一向很喜歡幫人「找藉口」。某事延遲，承辦人可能在居家隔離吧！某餐點做得沒以前好，師傅可能今天比較累吧！某些東西漲價、缺貨，大概是受烏俄戰爭影響。我發現，越是去幫人找藉口，我變得不愛計較，心情上特別輕鬆愉快。在時局不好的時候，生存已大不易，若還互相責怪，那真的會搞到每個人都很辛苦。趁早養成互相包容，互相支持的習慣，少計較一點，多快活很多點，那不管局勢看好還看壞，天天都是你的大吉日！

#幸福就在那一兩件樂事中，無限展開

不幸有可能是別人造成的，但幸福，絕對是自己給的。生而為人，苦樂摻半是常態。不幸的事越想越難過，所幸，幸福的事亦是越想越快樂的。不求完全無憂無慮，但求不喪失感知幸福的能力。若你能找到一兩件自己感興趣的事，那你就足夠幸運，能讓自己天天開心。好好去發展它的廣度或深度，即為保障自己人生幸福美滿的最佳態度。

在合宜的時機、美好的季節裡，在能滋養自己的土地上綻放，美麗的你，本該這樣。

不生氣字典

長

長智慧不長煩惱，長福氣不長怨氣。嗔怒霸道拋九霄，吉祥如意常長久。

13

堅持良善不堅持愚昧，在是非對錯之外歡喜相遇

世界這麼大，哪有可能什麼都知道。我唯一知道的是，「可能還有我不知道的事。」退一步海闊天空，煩惱也空空。這一句能讓你嗔恨心、傲慢心、比較心、嫉妒心同時退散的真言：「可能還有我不知道的事。」希望你能收下。

傲慢計較得越多，平安喜樂就越少

烏龜是怎麼死的？氣死的。《善說水典》裡紀載了兩隻龜的故事，「未見廣大土，愚昧傲邊地，傲嬌井中龜，論海而命斃。」有一隻住在豪華水井裡的烏龜，覺得自己的家非常舒適，非常寬廣，非常厲害。有一天一隻海龜路過村莊，跟井龜打招呼，井龜嗆海龜說：「怎樣，我

家很漂亮、很大吧！你家肯定沒這麼大。」海龜一聽不能淡定了，心想：「這小子頭腦有病吧！拿井跟海比，這見識簡直比醬油碟子還淺。」便不打算回懟。

誰料，傲慢井龜緊接著追問，「我看你家能有這麼大？」頭比著井底邊角一小塊地。海龜說：「再大點。」井龜加寬了一些範圍又問：「海是這麼大嗎？」海龜還是說：「再大點。」無論井龜怎樣加碼，海龜總回，再大點。這一來一回得不到肯定的井龜不忍了，怒嗆：「我家可是挑高的耶，誰能比我氣派，我看你根本就是在吹牛。」海龜一言難盡，索性將井龜拎到大海前，「你自己看吧！」一輩子沒出過村莊的井龜見到大海如此遼闊，想起之前自己說的話，瞬間惱羞成怒，氣急敗壞又怒火攻心，「你你你……」話都來不及說完，就把自己給氣死了。

傲慢、比較、嫉妒越多，內心的平靜、安適、快樂越少。讓我們不幸福的，便是這些出於無明的庸人自擾。海水不犯井水，本來一鹹一淡，本來可以各自安好，偏偏井龜愚昧，還偏要去展威風。挑釁不成反害了性命。在現實生活中，我們都有可能會遇上一些喜歡透過貶低他人，來證明自己好棒棒的人。在言語上占便宜，意圖將他人強壓下去，藉此使自己感覺良好、感覺優越。就跟那井龜一樣。

跟夏天的蟲蟲，絕口不提冬天的冰

智者有言，「不可與夏蟲語冰。」只有井的見識，哪能理解大海？跟他生氣、跟他急、跟他理論？那個他，也是真的聽不懂。那個他，看你，就像瞎子摸象。當他只摸到象鼻的時候，他說，「你就是長長的一根，還很瘦。」你要跟以偏概全的瞎子生氣嗎？你要因為他不懂你而責怪他嗎？自己有多厲害別人不用知道，若用悲憫的心來看井龜、夏蟲、盲者，實在也是不忍心再說他們什麼。

在現實生活中，還有可能角色調換，我們自己變成了那井龜、夏蟲與盲者。在自己不熟悉的土地上，在自己剛踏入的領域裡，都有很多不知道的。自己就像是剛入學的新生，還有很多可以學習的地方。不是穿百褶裙、不是揹著書包的，才能叫學生。我們活到九十九歲，都還可以是學生，總是還有可學的、總是還能再往前一步。謙稱自己為學生，智慧的精進就沒有終止的一天。

「可能還有我不知道的事。」

「可能還有我不知道的事。」

「可能還有我不知道的事。」

快要與人爭吵時、當自我膨脹到比氣球還圓的時候、在頭腦理智退化之前、在被傲慢愚昧吞噬自己之前，自己自言自語自省，自我提醒，請把這句話在心裡唸一唸、想一想。堅持愚昧的人，此生不能輕鬆。還好，那個人將不會是你。

你說到渾身是嘴，我也不能變成豬

香蕉很好吃，但總有人不喜歡香蕉。水蜜桃很好吃，還是有人吃了會過敏。鳳梨很好吃，卻也有人討厭它刮嘴。香蕉沒有傷心、水蜜桃沒有逃避、鳳梨更沒有自卑自棄去假扮水梨。不是所有的「有人說」，我們都要全部買單。人家罵你豬頭，你就真的會變成一頭豬嗎？這世間哪有這麼莫名其妙的黑魔法。人家這樣罵我的時候，我都笑笑跟他說，我這顆不是豬頭，是人頭呦！

我不會飛、你不會跑，大千世界，總有些我不知道的事，也有些你不知道的事，但這些都不礙事。是非之上有慈悲人情、對錯之外有廣袤天地，在那裡，獵鷹與賽馬都乘著風，在那裡，我們歡喜相遇。

不生氣字典

遇

我脫去驕矜自負的外衣，你卸下自以為是的紅妝，不計是非、不爭對錯，還原本來面目的袒誠相見，只此一遇，更勝人間無數。

14

物質與非物質的快樂提案，打造沒空憤怒的美好人生

身心受病痛折磨的人，因為太不舒服了，很有可能會比平常缺乏耐心、脾氣變差。而經常脾氣不好、愛生氣，自己讓自己血壓狂飆、血管承受很大壓力、壓力荷爾蒙分泌過旺，又讓身體健康每下愈況。這是一種惡性循環。

不過好消息是，也是有那種良性循環的呀！比方說你身體自律神經平衡、地水火風空五元素運作得恰到好處，自然而然，你的心情也會很愉悅。你維持心平氣和的時間越長，你是在為自己的自癒、再生、修復、排毒爭取到更多工作時間。如此一來，別說是我們現代人最需要的免疫力了，就連你老化、退化的速度，都會比常人慢，而且是一種健康老。免插管免臥床、不用麻煩看護的這種健康衰老（Healthy Aging），這同時也是預防醫學的終極目標。

人類確實是一個很特別的物種，你感受到了嗎？你有意識，能理解抽象的概念，你有感

官，能體驗物質世界的一切，你真的是相當特別的存在，不管你現在是否在做著有點無聊的工作、還沒找到生命的意義，但關於自己很特別這一點，希望你永遠不要忘記！這一週，物質和非物質的快樂技巧各教兩個，把心思花在這上面，絕對好過生沒必要的氣，一起來看看：

#感恩觀想

這個是最經典、跨越種族與宗教的幸福法門。在餐桌前感謝著麵包這樣的傳統，少說也有幾千年。我發現，感恩感謝對我來說，也是相當有用。感謝敵人、感謝境遇、感謝所有的逆增上緣，似乎為我開啟了洞察力的高階功能。我變得更能理解前因後果，更能預判後勢走向，然而這些都只是附加好處，真正我從感謝中得到的，是快樂和滿足。除了感謝別人，你還可以像這樣感謝自己：

感謝我還在呼吸，

感謝我還活著，

感謝我的大腦，讓我能學習能思考；

感謝我的心臟，每天都跳得很賣力，

感謝脊椎，成為我生命裡最強大的支柱；
感謝我的肌肉，幫我完成各項精密動作，
感謝我的雙手，讓我可以擁抱心愛的人；
感謝雙腳，帶我前往任何我想去的地方。

感謝我的免疫細胞，令我不受病原微生物侵擾；
感謝我的循環系統，送營養、倒垃圾從來不喊累；
感謝我的神經，情報蒐集、訊息傳輸永遠跑第一。
謝謝，謝謝，謝謝你們。

#重新詮釋

你是你生命劇本的劇作家，同樣一個事件，你可以為自己寫下不同的觀察、理解和反應。永遠不要放棄這一項「天賦人權」。透過重新詮釋，你甚至還有機會改變過去。比方說你小時候家裡很窮，但你把自己過得很好，出社會後還有餘力捐救護車，小時候的窮，就可以看作是人窮志不窮，讓你更有同理心的土壤。但如果你後來從事拐偷搶騙的邪惡行當，你小時候的窮，將被賦予負面意義，就是懶、沒機會受好的教育，諸如此類。

#品嚐液體

你喜歡咖啡，還是喜歡茶？你能從礦泉水裡品嚐到異國風土嗎？味覺與嗅覺，平常擁有它們的時候沒有什麼特別的感覺，等到哪天感冒，味覺不靈光了，才發現自己以前不用咀嚼「食物模型」，有多麼幸福。吃不出味道時，吃什麼都像是在嚼蠟啊！好慘。下回端起杯子來，好好用心品嚐，啊，這是巴西的太陽、這是雲霧繚繞的阿里山頂石棹茶園、這來自雪山……液體宛如一塊硬碟，裡面記錄了諸多訊息，看看你能讀出來多少？喔對了，還有另外一點要提醒你，當人微脫水時，容易心情不好，對壓力的承受能力也變差。記得喝水！

#善用金錢

許多修行人會把物質欲望降到最低，不讓金錢有機會去干擾到修行，這樣非常好。然而金錢還有另一個用途：把錢花在肯定他人的天賦，以及他對這個世界的貢獻上面。你可以買畫、買書、買軟體、買設計小物、買高科技產品、買對土地友善的農產品……這些都是在肯定他人的努力。只要你不是緊緊抱著錢不肯放，變得越來越吝嗇，那貪欲這個心魔也沒有題材發揮、完全傷不到你。

不生氣字典

謝

謝貴人也謝仇敵，謝你辜負謝你提攜，謝大漠也謝江南，謝過風雨謝過雷鳴，謝謝天地人成就我性命、完善我精彩。真是多謝你們了！

15 守護你的內在空間，心安一切安

「沒空又沒錢」，以及「富裕擁閒暇」，你覺得現在的自己，更貼近哪一種呢？你常常掛在嘴邊的是「我做不到」、「我沒那個條件」、「我不是伊隆．馬斯克、我也不是股神巴菲特」？還是「只要我願意，我可以的」、「這一點問題都沒有」、「讓我來想看看要怎麼弄」……

閱讀上面這段文字時，我們暫時先拋開好與壞這樣的二分法，請實際去感受一下，開放與閉塞、自由與自封，兩股看似截然不同的能量，其實皆源於你心。剛出生的小娃娃沒有信用卡、沒有存款，但他不會覺得自己「沒錢」，奶來張口、玩具來伸手，就連請一個全職保母照顧自己，他也不用出半毛錢。所以說人到底是生來富裕還是天生貧窮？沒有限制性思維的時候，即便屁股沒有坐在金馬桶上，身體沒有躺在金銀山上，但也跟「沒錢」完全扯不上邊。

對吼，原來是我自己限制自己

我小時候在經書上讀過一段話，翻成中文意思大概是這樣，「天空下起七寶雨，而心裡頭受貪婪荼毒的人，還是不甚滿意。」放任自己過著樂少苦多的煩惱日子。這苦日子究竟何時是個頭呢？當人察覺到這一點，發現錢多錢少根本不是個事，發現是自己莫名其妙在限制自己的時候，瞬間就從窮人躍升為開悟賢者。

守財守到後來其實根本守不住什麼，頂多得到一個「守財奴」的稱號。而守護本心不受執著、妄念蒙蔽，守著守著，你將越守越具有「主人」的架式和風範，你是你思想的主人，生生世世不會成為誰的奴役。守護好自己的內在空間，將良善的心念由心中向外展開，你是在為自己做主，在為全世界的和諧做主。「主」其中一個意思是掌管，如主宰、主管、主持、主控。人心自古有「君主之官」之稱，自己掌管自己的身心靈、主控自己的意識思維，都是非常合理的。失去自由、供人使喚為「奴」，這個字帶有鄙夷、輕賤的意味，自己自貶為奴、自己輕視自己，讓別人可以占你便宜，這就一點都不正常，而且還非常辛苦。

脫離辛苦終止迷亂一、二、三

想要脫離這種辛苦的第一步，就是開始去觀察自己的行為舉止和思想過程，將對自己生命和健康的主控權，逐漸拿回自己手上。第二步，不斷丟掉一些過時的、狹隘的、故步自封的限制性思維，重建適合現今環境、充滿生命力與可能性、創意無限的開放性思維。這一步是你逐漸開啟智慧的關鍵。你將會找到許多方法。

第三步，透過自己的成功，去幫助身邊你認識的人，去啟發他們「你是你自己的主人（You are your own master.）」這個概念。人可能受到什麼奴役呢？因私利而產生的教條、缺乏同理心的慣老闆、被寵壞的長輩、對金錢的不安、親情的羈絆、對現實理解錯誤所產生的妄念、自身的破壞性情緒，以及貪嗔癡三個心魔，都有可能。這第三步驟很重要，算是一種保養流程，你幫人恢復思想自由，其實也是順便幫自己排除心毒。透過一次次利他，幫助他人活得清明，自身的盲點也會越來越少。慈悲心之所以具有療癒功能，正是如此運作。

在時間的容器裡，放什麼好呢？

如果你常常覺得沒時間，那就省下抱怨的時間、生氣的時間、愚昧的時間，重新在時間這個容器裡，放入美麗、愛、慈悲、善良、創造力、喜悅、平安、健康，和一切你喜歡的好東西。如果你常常覺得沒有錢，那就往你的內在空間去尋寶，開啟你的天賦寶箱，用你的才華為他人服務、提供援助。

富裕擁閒暇，從你覺醒、自主的那一刻開始，你便一應俱足、什麼都不缺，並且，內心充滿平安。感謝你的平安，將平和與清明帶來這世上。

不生氣字典 安

懷好和無爭心，循隨順無害意。不以干戈定太平，不在長安，亦得常安。

16 爽快放下執著，過最好的生活

「愛我」是珍愛生命，讓自己健康、豐足、快樂，一點問題都沒有。而「愛我執」則是在消耗生命，令自己受限、過得侷促、活得痛苦，天底下最傷腦筋的問題都能朝你迎面而來。為求智慧大開的人，拿著「無我」處方箋，一點一點放下過度在意和過度憤慨，將過度的擔心和過度的期待託付清風，全都吹到九霄雲外。

實現自己的最高版本，過最好的生活，我希望你我都能這樣。這一週我們來練習練習放下的功夫。為什麼要放下呢？試想，拿著小寶特瓶，只拿十分鐘任誰都不會不舉，要換成拿十小時、拿十天，就連肌肉猛男的手也都會給廢掉。不懂放下，肌肉會痠，人心，也會酸！別說過上好日子了，過普通日子都很煎熬。及早放下，及早了無牽掛，隨緣自在五要項，一起來看看：

#殺嗔心安穩、殺嗔心不悔

白癡的人可以裝聰明、貪心的人可以演大方，唯獨嗔恨的習氣掩蓋不了。走到哪，那氣息就跟到哪。旁人或感到厭惡或覺得有壓力，總之，都會皺眉不想靠近。唯一能處得來的，也是那嗔恨習氣重的。善善相近、惡惡相聚，經常跟惡的聚攏，那好事還會發生嗎？厄運不來搗亂就算祖上積德了。

生氣的人嘴臭起來宛如大便，能吸引的只有蒼蠅。要過最好的生活，當然是要讓真的、善的、美的能夠來到自己身邊才好。每次你快要生氣的時候，請觀想蓮花，夏天更好，還可以親自去賞一回蓮花。觀蓮之自好，觀蓮之無染，觀蓮之清寧，蓮花是善慧相聚相吸最有力的觀想物之一。

#過慢離舒坦，虛驕顧人怨

厲害的人比方說資優生，他瞧不起人，這叫「過慢」。而覺得自己沒本事而心虛，故意擺個臭架子、裝成了不起的樣子，稱為「虛驕」。一個太超過、一個太自卑，都不怎麼剛好。

善養身心最重平衡、最重和諧、最要緊的大原則就是剛剛好。資優生又怎樣，出了一縣還有一國，出了一國還有一世界，即便贏得這世界的第一，丟到三界去評比，說不定還吊車尾，誰知道呢？太超過的自負，撥回去一點，調成自信這種程度就很好。至於「覺得自己沒本事」，根本就是一個妄念，這不是事實。請大大方方把天賦拿出來用上，之前擺的架子都給撤了，好好讓鄉親父老看看你真正了不起的樣子。

#邪心為大海，煩惱是波浪

在苦海中沉浮，或是在游泳池快樂、放鬆地漂浮，哪一個比較爽？選第一個的來找我，我們好好談談。當然是放鬆漂浮比較好玩啊！在正念與邪見之間，一定要好好做出選擇。心存邪念，直接進入苦海，還有那一波波的煩惱，不分晝夜朝你襲來，恐怖呦！

心存善意，直接進入游泳池？哎，也沒那麼直接，不過你買張門票就可以進去玩了。心存善意，你朝著別人發射的都是祝福，反射回來不會變成詛咒，可以日夜都安心。安心很重要耶，你想做什麼，沒有擔憂沒有後怕，沒有紛雜情緒的擾亂，做什麼都清清爽爽。

#拒思一切惡，靜思一切善

思量一切惡，接著生出惡行，惡都惡了，還不知道害羞、慚愧，這就替自己造成了很大的禍患。埋苦果，就是這樣埋的。換成思量一切善，接著生出善行，善都善了，覺得自然而然，不過分期待回報，這就替自己積攢了很大的陰德。陰德不是說你到陰曹地府才能用得到的那種東西，陰德是「春雨潤物細無聲」的意思。隨順做、隨喜做、隨緣做，做完了無牽掛，沒有敲鑼打鼓放鞭炮、宣揚自己好棒棒的利他行，能真正為自己累積福澤值。埋善果，要這樣多多埋。

做好福田管理，你平常親近什麼、接觸什麼、思量什麼，都要特別去管理它。切莫對閒言閒語、八卦、詆毀語過分上心了。不要養成這樣奇異的興趣，一聽到別人要說人家怎樣怎樣，自動椅凳挪過去，還嗑起瓜子。不要這樣。一念生化萬千，願你一念善美，一念逍遙，念念清明。

#煉心，在家亦得不由在寺

我一個女性朋友被孩子氣得，大喊，「我不管你們了啦，我要去出家。」青燈古佛了餘生，固然很美，但我說，家庭跟職場又何嘗不是一個人間道場。有緣分能入寺修行，非常好，而有另外的緣分得在人間就地修行，那更好！

地方不是重點，心，才是。我們每天踏出門遇到的，不是教練，就是教材。特別是讓你哪哪都不痛快的那些人，更是修習安忍、打磨能耐、開通智慧的活教官。跟活人對練一回，更勝讀死書萬千。何不放下對環境條件的執著，把握當下連闖幾道關卡？預祝你智慧如花、繁花盛開。

不生氣字典

殺

殺嗔心安穩，殺嗔心不悔。殺嗔仙佛誇，殺嗔我給你一個讚。殺！殺！殺殺殺！

17

開啟吉祥的一天，慈悲對待每個生命

你每天醒來第一個念頭，是「唉，身體不太舒服，居然還得去上班，好慘。」、「怎麼又提早醒來？明明還沒睡飽啊，我該不會是老了？」還是「等一下要跟很盧的客戶開一整天會，好煩。真羨慕那個誰誰可以去日本爽。」認知神經學家計算出來人一天平均約有六千兩百個念頭在腦海裡生成，而這些，左右著我們的情緒、指導著我們的行動、支配著我們的命運。

如果它們很無厘頭、很無序，讓你感到恐懼、社交厭煩、憂鬱低落、身心過勞、偏激固執、非依賴什麼不可，譬如說咖啡或止痛藥。又或者是造成某種強迫性行為，比方說工作非做到十分完美不可……那麼，你是在放任這些念頭傷害自己，打亂身心靈平衡。若因而造成某些荷爾蒙分泌不足或分泌太超過，甚至是自律神經紊亂，都有可能。

第一念，最重要的一個念頭

開啟吉祥如意的一天，不少修行者會用感謝來開啟一天，也有人喜歡唸佛號，以一念代萬念，維持一心不亂。又或者利用早晨頭腦最清新的好時光，讀書聽有聲書、出門散步遛狗運動。還有人選擇悠哉悠哉吃一頓營養滿點的豐盛早餐，喚醒一天的活力……這些都很好。只要你不是用失序、急躁、憤怒、仇恨、低落、無奈來開展一天，在接下來的時間裡，即便外在環境很有挑戰，人也比較不會痛苦難熬或備感壓力。一天開始的第一個念頭，真的是很重要啊！

我每天走路去診所上班，特別是在事情多、身體累的日子裡，我更會強化我的觀想，有時是持咒，有時做感恩冥想，或只是單純地把「利他」和「慈悲」放進心裡，決定今天我仍舊要對人們展現令人安心的笑容、儘量去做體貼別人的事情、遇到什麼都儘量維持心平氣和不要罵人不要生氣……有時候會想這些。控管好念頭、調伏心猿意馬，吉祥如意常常隨之而來。不僅我自己心裡面感到安適，就連身邊的人也會因為我的善意，稍微開心一些。這樣真的很好。

揪團過苦日子，這又是何苦？

自己一個人情緒不好、念頭失序，不但是在迫害自己的身心健康，還會讓他人的日子也跟著一起難過起來，簡直雙輸！如果自己在社會上是個具有影響力的人，那更慘，你一個人的嗔怒與仇恨，很可能散布出去牽連到很多人、很多家庭，這樣就不只是雙輸，而是全盤皆輸。沒有人受益。所有人都虧到。

慈悲心在這時候，能為我們起到一個保護的作用。當你心懷善意、希望每個生命都得到妥善對待和照料的時候，你的所作所為自然會去符合到「善」、「慧」。心緒穩定，智慧清朗，可防止自己做下笨事，也不會把自己與他人往死境、困境裡推。每天早上第一個念頭，甚至前幾個念頭，多想想利他、喜悅、生機盎然、體貼生命、珍惜生命這一類的事情，即是在幫自己打造不易生病的強健體質，以及累積福澤值。一舉兩得，真正賺到。還不用繳稅。

天人守護，鬼神也覺得你可愛

在西藏，我們說，「如果你懷有慈悲心，很喜歡利他，那麼，天人會來守護你，就連鬼神也會覺得你很可愛不會欺負你。」心懷善念地去對待所有生命，這個生命，不光指別人，也包含自己。你有珍惜自己、愛自己嗎？如果不曾，不妨就從明天開始，連續練習七天（七是一個很容易養成習慣的吉數），練習控管念頭，想好的、說好的、做好的、吃好的……多多幫自己蒐集各種小福報，日子再難，再不容易，你依舊可以讓自己過得好好的。相反的，如果你動不動發脾氣，尤其身體不爽快的時候，怒火更是來得很頻繁，如果你一直怨恨著某個人、討厭著某種情況，如果你一直不想讓某人太好過（這其實是在為難自己耶）……如此一來，即便你坐擁金山銀山、天上下起七寶雨、衣食無缺、人人奉承著你，你的日子，還是有可能會過得很糟糕。

都是念頭啊！引領我們走向幸福抑或是不幸。

爸媽不能選、出生在哪個國家不能選，但每一天，你可以幫自己選一個好的開始，用利他、慈悲，來展開吉祥如意的一天。這不需要家財萬貫，或是什麼特殊的條件，人人都能做到。這一週，我們就來練習這個。病由心生，也從心癒。何不讓慈悲心發揮它的高級療癒功能，護佑自己一世平安呢？期盼你我的腦海、心海裡，都裝著許多好東西，在此獻上我最誠摯的祝福，願你今天快樂！明天快樂！天天平安快樂！

不生氣字典

護

凡天底下最珍貴的，皆有護法。我成全自己成為珍貴的自己，以吉祥的念頭開啟如意的一天。天人護我周全，我護天下人圓滿。

18 觀自心觀自在觀出無有恐懼、憤怒和敵對的清新世界

你有算過自己一星期大約會生氣多少次嗎？太多了，算不出來？還是其實自己也沒發現自己在翻白眼。沒發現自己每天起床第一件事，就是看老公看小孩不順眼，不唸兩句不痛快。去上班連包包都還沒放下，一看到人在辦公室，卻沒在辦公事的擺爛同事，火氣就上來。正所謂，開車無難事，只怕有新人。路上那些不長眼的車子，亂亂開，擋到老娘／老子去路，真是可惡至極，氣氣氣。

其實啊，每個人都有可愛的一面和有趣的一面，但如果你都只能看出別人最糟糕的那一面、最令你生氣的那一面，那，請趕快來觀自心，看看自己是否不小心中了嗔毒，自己卻還不知道。

生氣的時候，內觀最好的時刻

暫時先把狠瞪某人的眼神給收起來，往內，深觀自己的不滿與憤恨。你或許會發現，你眼前這個犯傻、犯蠢、犯到你的討厭鬼，其實他也正泡在某種苦的情境中。可能是長新冠症狀遲遲沒有消退，到現在還在腦霧還在累。也可能是他的財務和工作有些狀況，手頭很緊，所以才跟你錙銖必較，小氣得不得了，還誤以為你也是來騙他錢的。

提到觀自心，你如果身心輕鬆舒爽、正處於快樂狀態中，那其實也沒啥可觀的。自覺生命和生活很美滿很圓滿，表示你已經做得很棒，正走在正確的人生道路上，繼續維持著、享受著就好，唯一要做的，就是感謝。感謝自己受到的一切善待。反而生氣的時候，才是內觀最好的時候。有很多陳年暗傷、無法突破的盲點、該放捨的執念和自我中心……這些阻礙你展現智慧並讓生命受苦的東西，在我們生氣時，最容易觀察到它們。觀察它、處理它、放下它，每生氣一次，你就內觀一次、放走一個，常常這樣排除嗔毒，你的肩頭會越來越鬆，邁向夢想的腳步也會越發輕盈。具體怎麼觀呢？一起來看看：

#怒氣只是表象，把實相找出來

自己內在深層的不安、恐懼與焦慮，常會以憤怒的方式表現出來讓人看到。無能為力、能力退化、無法變通時，生氣也是很直接能看到的反應，所以你在一些受退化性疾病所苦的人們身上，尤其是腦部的退化，會看到很多突發的、沒來由的憤怒或爆粗口，理解這一點後，我們就能用同理心和慈悲心來體諒他。另外還有來自外部的無常、天災人禍，同樣也會造成某一種程度的憤慨。

能處理的事情，那就不必生氣，至於那些不能處理的，生氣也無用。如果是因為無法順利表達自己而生氣，其實要處理的是溝通。如果是因為對通膨不安而生氣，其實該花心思的是開源節流、開發天賦學新技能這方面的事情。把握每一個生氣的契機，觀自心，看看有沒有能處理的，想想解決方案，深挖自己的天賦，「生氣」送你的禮物，別客氣，好好收下來。

#有時間生這種氣，不如想想如何破關

我一個學佛的朋友，每回遇到不好的事情，都會說：「這是我的人生功課啊！」在我看來，他的功課還真是有夠多，確實是衰到爆，然而他卻一次也沒有爆炸過，任何不滿都沒有爆發出來。確切來說，可能他一點都不覺得自己哪裡衰，自然也就不會心生不滿。兵來將擋水來

土掩，多災多難的他，反而練就一身危機處理的好功夫。一般人反應都沒他這麼快！

如果你覺得「寫功課」聽起來很累，那換成「玩遊戲」如何？被某種困局拖住步伐，好比在玩密室逃脫。遇到牛鬼蛇神很恐怖很會罵人的人，就當進到遊樂園裡的「鬼屋」吧！物價上漲薪水眼看就快不夠用，這其實是建造類手遊、策略經營遊戲裡的一道關卡。不管是寫功課也好，玩遊戲也罷，仔細想想，比起生氣，根本就還有其他更重要的事情可以做。把生氣的時間挪點過去，更早一步享受拿到學分、順利破關的成就感和舒暢感，何樂而不為？

真正的時間管理大師，沒有討厭別人的時間，也沒有胡亂發脾氣、被無名火牽著鼻子走的時間，只有成就自己和利益他人的時間！

不生氣字典

樂

獨也樂得、眾也樂得。有欣賞人間美好物事的時間、有徜徉藝術國度的時間、有體驗快樂突破自我極限的時間，唯獨沒有生氣的時間。

19

不生病好命人跟常生病苦命人，最大的差別在於兩個字

哪兩個字？「累積」。

累積這種事情，不管你願不願意，是時間說了算。幸好，要累積什麼東西，倒是自己可以作主。不生病好命人常替自己累積福澤值，積福積德默默在做。而常生病苦命人同樣也在累積，積什麼呢？積恨積怨積怒氣，積壓力積辛酸，積一些不利生的生活小習慣。

累積福澤值的方法前面提過，我們再複習一次，加深印象，包含以下六個：布施／利他、守戒／自律、忍辱／安忍、精進／不偷懶、禪定／靜心煉心、開智慧／無無明。這些你可以多多積、常常積，樓上揪樓下，阿爹揪阿媽，揪團一起積。

你把自己暴露在多少危險中？

以新冠疫情為例，當密閉空間中病毒濃度高時，染疫機會也大增，如果在戶外、在通風處，病毒密度低，不是說空氣中完全沒有病毒，但健康的人、免疫力健全的人就是不會中。日常生活中我們遇到的環境毒素也一樣，會不會生病呢，取決於毒物暴露量的多寡。少少的時候，身體的自潔機制會自動把毒代謝出去。當毒素積累的量超過身體所能負荷的臨界值，才會以疾病的方式顯化出來。

病毒、環境毒素有沒有危害，看的是濃度和暴露量。而嗔怒、壓力這類心毒，究竟會不會毒害到自己呢，則取決於「時長」。短時間的比較不會，長時間的，就很難不被它傷到。讓你一整天、一整週、一整年都不生氣，有沒有可能？大概不容易。所以我們的目標，先放在「縮短生氣的時長」上面，成功的機率就很大。就算是很不好的東西，你不要去積累它，常常放掉常常清，人也能長青。這就是不生病好命人的養壽祕訣。降低生氣時長，我都會這樣做：

#眼不見為淨，把眼睛閉起來

世界的樣貌，取決於你的眼睛如何看待它。動怒時人的智商、情商、靈商通通降低，往往沒辦法正確地理解實相。因此，被激怒時宜先切斷視覺，閉上眼，重整大腦，思索一個問題：

「這件事真值得我發火嗎？」

如果有人往海裡排放廢水、隨意欺負小動物，你當然要生氣啊！堅定地嚇阻對方反而是好事一樁。但如果是因為我執所造成的偏見，或是他人白癡犯傻，那就沒必要生氣。是說要白癡惹到你的那個人，他媽都不生氣了，你是在幫忙生氣個什麼勁？對吼，要是老愛跟笨蛋計較，那自己大概也聰明不到哪裡去。想清楚了，露出親切高雅的微笑後，再次睜開眼，整個世界都會變得像花園一樣美麗且饒富興味。

#第二個要閉的是嘴，毀滅性話語收起來

要知道，跟無知的人爭辯，那是辯不出什麼芋頭番薯的。你跟豬講量子力學，根本白搭，豬寧可去拱松露拱白菜也不願聽你講什麼大道理。真要辯，對方得和你實力相當才行。古希臘哲人為真理而辯，真理越辯越明，西藏出家人則透過辯經，檢查出邏輯和思維過程上的謬誤，像這樣的思辯，大家同在一條脈絡上，互相打磨砥礪那才有意義。

遇到靈性程度還在念幼稚園的，我們理直氣和，笑笑地講些柔軟語便好。要豬能聽懂什麼量子糾纏，要豬去猜薛丁格的貓究竟死了沒有，未免也太強豬所難。若對方不跟你在同一個頻

道上，即便有理，其實也沒必要爭辯。

#按壓止火點，握拳收放

如果前兩個步驟都做了心裡還是氣噗噗，我就會來按「止火點」。左右手掌無名指根部各有一個止火點。你用大拇指按住它，將拳頭握起來，一握一放，直到怒氣消退為止。

#噓呼吸練起來，把呼吸放慢

在我的 YouTube 頻道中，曾教過一個「春天養肝噓呼吸」。這個呼吸法除了特別適合春天練，一年四季生氣時用來降火氣，也都很好用。肝火太旺、心火炎上，燒起來可不是開玩笑。話說「怒可以復喜、慍可以復悅」，但賣錯股票、罵出難聽刻薄的話、怪錯了人，那後果可能會讓人吃苦吃很久。預防怒火中燒，在小火苗燃起時，趕快用噓呼吸把它導引出去，就不怕燒到別人和自己。

消肝火降怒氣，請掃描 QR Code 收看「噓呼吸」教學影片：

#多菜少肉，吃悅性食物

想要吃出好脾氣，我認為肚皮管理這件事頗值得細細琢磨。大原則，植物性食材更勝加工繁複的肉製品。要知道，動物被宰殺時可能遭受極大的痛苦，或是在飼養過程中，被投入了一些化學合成藥物，這些隨著肉品被吃下肚，或多或少都會對人的性情產生負面影響。相較於容易削弱心智功能、使人倦怠暴躁的惰性食物，印度瑜伽士更偏好透過悅性飲食（Sattvic Diet）來維持靈性安定。能幫你維持身心健康的好食材包含糙米、豆類、優格、蜂蜜、堅果、無添加物的果乾、天然花草茶和新鮮蔬果。這些也是我最常吃的。

不生氣字典

積

積流成江海，積緣應無常，積福破千劫，積善渡萬難。

20

我才沒有做不到呢，只差一點點而已啦

近一兩年我都在教大家轉化思維模式，將容易產生抱怨、怒氣的思考迴路，逐漸荒廢棄用，改活化另一條目標能實現、心態上容易感恩的快樂途徑。好的思考慣性提前建立起來，相當於是在厭世、憂鬱、煩躁之前幫自己做好預防。

「我怎麼活得越賣力，越是讓自己傷痕累累？」、「除了內卷和躺平，似乎也沒有其他辦法」、「雖然一直覺得很累，但還是不敢停下來休息」、「即便決定了要好好過一個沒有煩惱的人生，但不到三秒卻又忍不住焦慮了起來」……心不能安的時候，就算小小的事，都能對自己產生巨大的影響，煩惱如同海浪一般一波波襲來，簡直要把人吞沒，這樣的感覺，我也曾有過。用過來人的身分，這週我們來學一學安頓自心與強化心靈能量的三個小技巧。

#不是「沒辦法」，是「還沒有」

同樣都是暫時沒成功，心態上認為沒辦法的人，那真的是現在不成功，以後也同樣不會成功。不過認為「還沒有」的人，可就不一定了。還沒有、只差一點點啦、快了快了、應該可以再試試……如果天文學家、科學家、數學家不抱著這些「還沒有」帥氣堅持著，大概連一顆彗星都觀測不到，一條公式都推導不出來。

再想想那個曹操、劉備、孫權、關羽、諸葛亮、周瑜拚得大粒汗小粒汗都沒得到的天下，居然全盤皆歸司馬懿。是因為司馬懿比較有權謀？比較勇猛善戰？還是比較帥？都不是，純粹是最後只剩下他還健康活著罷了！那一切尚未成就的，只是還沒有，並非沒辦法。稍待一會兒，莫急莫慌莫絕望，因緣、資源那都正在路上呢！在此之前，務必盡一切努力讓自己健康活著、好好堅持著。

#大的快樂在後頭，小的快樂先嘗嘗

假設我的願望是海內外都有預防醫學診所可以服務大家，那真要等到五大洲、上百間診所通通都開了，我才要高興嗎？其實也不用那麼刻苦。台北大直第一間開幕，我就先高興了一下，再來台中診所、高雄診所，我接著高興了兩下、三下。

幫自己設定目標時，遠大的夢想可以有一個，但不要只有那一個，小小的心願們，也要有一些。或者你也可以把大的夢想拆成小部分，逐一去實現。如此一來，每往前進一個階段，打勾一項，你都會非常有成就感，感覺常常在贏，並分泌出快樂荷爾蒙多巴胺。心情大好，自然也更有衝勁。

#將倦怠視為提醒，待升級後再重啟

那些一直奔跑都不知道累的原始祖先，大概早就把自己給累死了，而沒有把基因留傳下來。時至今日，不管是身心靈哪一個層面的倦怠，對於我們而言，那都是很有用且十分珍貴的提醒。比方說染疫後人特別容易疲勞，是因為身體在重整，消耗了很多元氣。這時候，吃得營養、補充水分和好的油品、好好睡覺，都很重要。

而和太多人相處、不斷溝通，感覺心好累。這也是真的！請不要無視這個感覺。和討厭的人共處一室，壓力荷爾蒙開始分泌，一直相處、一直分泌，身體很多細胞都會受到破壞、加速老化。心好累的時候，趕快暫停一下，讓自己改去欣賞美好的人事物，看好的風景，跟好的朋友喝咖啡，講一些有趣好玩的事情。用這些「好」，來刺激腦內啡釋放，可以平衡掉壓力的氧化傷害。

心靈上的倦怠，同樣也是在提醒你要休息，但並非只是「休息是為了走更遠的路」這麼簡單而已。更深層的意義在於提醒你「暫停一下，看看自己有沒有走對路！」當你心愉悅、經常感到快樂時，代表你的身體狀態良好，而你，也正走在正確的靈魂道路上。看懂「興奮期待」與「低落倦怠」這樣的心情指標，你定能讓自己更好地去實現自己的生命藍圖。

不生氣字典　休

好樂無荒，良士休休。心悅於正道、寬容、好善。其心休休、其願炤炤。所有善美的心願，都將要實現。

21 捉拿嗔怒十大通緝要犯，預防星火燎原

每年萬聖節我覺得最有意思的莫過於變裝派對，小朋友扮女巫、扮殭屍、扮棉被鬼、扮科學怪人……在路上趴趴走，真的很可愛。有人搞錯主題，穿成艾莎公主、蜘蛛人，那也沒關係，有變裝、有可愛的，通通有糖吃。而我們心裡住的一隻嗔怒小惡魔，他也很懂玩變裝。你給他一把糖吃，頂多乖幾小時，等呷甜甜的愉悅感消失，這隻惡魔更鬧！你想為苦不堪言的生活加點糖，他卻給你一把荒唐。待吃糖的甜蜜歡愉感過去，一陣焦慮、低落、不耐煩和疲憊感襲來，又讓人的身體渴求更多糖分，陷入惡性循環。

若吃糖不能制服我們心中的小惡魔，那，怎樣才可以？卸下他的變裝和假面。當你直視赤裸裸的他，並犀利質問：「你是誰？」、「你為什麼在這裡？」、「你在幹什麼？」的時候，這隻小惡魔會瞬間失去力量，害羞地哪裡涼快哪裡去。在煉化嗔怒心為菩提心的過程中，升起

「覺知」這個環節尤其重要。首先，你要能意識到、察覺到，知道自己真正要面對的是什麼，之後的轉化質變，才有可能發生。來看看嗔怒小惡魔的十大經典變裝：

#怨恨妖怪

都說嗔怨嗔怨，「嗔」和「怨」這兩個字經常連在一塊兒，早就在暗示我們，怨恨與嗔怒之間脫離不了關係。當你怨誰、怪誰、恨誰的時候，嗔毒悄然在心中擴散開來。遠遠別忘了，「他人之惡，不上我心。」怨恨不上心，無毒一身輕。

#損人狂魔

你是宇宙間非常美好的一個存在，獨一無二，還又非常完整。他人又何嘗不是？無須透過貶抑他人來顯出自己的高級。挖苦、嘲笑、唱衰某人時，這個損人狂魔小鼻子小眼睛的嘴臉還真的是很難看。讓自己變高級的真正方法，是與志同道合的有緣人攜手，將彼此的天賦與潛能最大化、最佳化。

#厭世幽靈

冷戰、冷淡、冷漠、生悶氣、不理不睬、拒絕見面，看似無害的厭世幽靈，其實已經叫我們錯過生命中許多有價值的體驗。當上帝為你關了一扇門，我們千萬不要手賤還把其他窗通通關上。當我說，「像這種事啊，你不用理它。」意思是寬心、別拿這些事來煩自己，這種「不理它」，心裡是輕鬆愉快的。跟你懷著怒氣抱著敵意而冷漠著，完全不一樣，一定要能區分清楚。

#喝涼水小氣鬼

三大心毒貪嗔癡，能互相增長。貪心想要獨享，沒辦法獨占時就容易發飆。比如小朋友玩具被搶走，他會生氣會哭。比較圓滿的做法是，大家一起玩，比較好玩！分享的快樂，勝過獨自擁有。貪著世間物質、怕失去、怕人家來搶，反而讓人失去溫暖的人間情誼。

#好勝鬼

爭什麼、比什麼，證明自己比別人高級？如果這世間本來就沒有誰比誰高級這樣的事情，那豈不是白費力氣、白比一場了嗎？萬一比輸了，氣噗噗翻桌耍賴皮生悶氣，都會讓自己很不舒服啊！將好勝心轉化為精進心，你會發現，即便輸，你也從中得到了一些寶貴的資訊和經驗。

#抱怨鬼

抱怨鬼看什麼都不順眼，看什麼都覺得乏味，「這我知道啊」、「這也沒什麼啦！」像這樣有點自負但屬於心虛型的自負。一邊自負著一邊又抱怨著，是他最常展現的型態。對別人所做所為有很多意見，對自己的人生卻沒什麼想法。是不是哪裡弄反了？不可控的是他人，可控的是自心！調伏心魔別搞錯對象。

#傲驕魔女

難搞、善妒、見不得人好，是她的特徵。不過這魔女白癡白癡的，數學很差。我們一起來算，你看到別人好，你替他高興一次，相當於幫自己身心健康加一分。你看別人好，你生氣一次，心裡有壓力有怒氣，相當於幫身心健康扣一分。怎樣算，善妒一點都不划算。

#頑固老怪

特色是自我中心，只有自己才是對的，別人的意見，哼，都不怎麼樣！小心，頑固過了頭，而且還不是「擇善固執」的這一種，就很可能是初老警訊。趕快來練呼吸、練瑜伽、練伸展。身體柔軟了，心也就不會那麼僵硬。

#悔恨陰魂

對自己的懊惱，陰魂不散這樣，特徵是困在過去。時間在走，自信心和自在心要有！愛因斯坦小時候說話慢吞吞，大家都認為他很笨。要是他當初真信了這些貶低語，那我們現在大概也沒有相對論了。失敗很多次沒關係，最後成功一次，之前的挫敗，都將成為你努力過的軌跡。

#火爆怪獸

敵意強、火氣大、很會罵，連野獸都沒有那麼瘋狂。對人充滿敵意，最傷的是自己的心血管系統。很可能你還沒咬到人，自己就先被自己給氣死了。我要怎樣報復、我要怎樣弄死他、我要用最髒最惡毒的話讓他崩潰……滿腦子被這些破壞性的毒性念頭占滿，哪還有餘裕體驗幸福？這是真正的不幸。

無論以何種面貌出現，嗔怒小惡魔都是來搗蛋、來破壞你心中祥和的，請及早覺察及時預防，令星火無力燎原。

不生氣字典

變

浮雲蒼狗變，星霜玄鳥變。世間唯一不變的真相，即是沒有什麼不會改變。世事常變諸相空，應作鏡花水月觀。靜心觀其變，何須嘆無常。

22 不受他人影響的自在心，樂見世間繁花似錦

你曾因為人家一兩句話，瞬間火冒三丈嗎？你會因為身邊的人可能對你有不好的看法，而感到憂心忡忡嗎？明明自己已經很努力了，卻還是經常覺得活著真是辛苦？告別痛苦慣性與敏感性焦慮，這一週三個清心祕方學起來。往後不怕黑壓壓的情緒烏雲罩頂，撥雲見日、重拾自在心，對你來說已經一點都不難。

#請理解：人人都能留自己喜歡的髮型

你會因為跟某人血型不同、星座不同、指紋不同、髮型不同而起衝突，莫名其妙討厭人家嗎？應該不太會吧！但當你和別人觀點不同、意見不同、黨派不同、靈性程度不同時，又為什麼會讓你感到不愉快，甚至是氣噗噗呢？好好思考這個問題，你就會恍然大悟，令人生氣的並

非這些「不同」，而是自己心裡頭的固執和偏執，將自己帶上修羅場。不管是實體戰爭抑或是心靈領域的鬥爭，都會有所損耗，而且一定是不舒服的。

自古以來好欺辱的小人從不曾少過，而真正的高手卻總能輕巧掠過，免戰、止戰、避戰，不開戰場的人，永遠不會輸。和別人約架打，這對彼此毫無利益可言，真要戰，那只能為自己一戰，慧劍拿起來果斷斬斷無明，這樣的戰，才有實質意義。與人觀點不同又如何？你就把它當成是有人是捲髮、有人去離子燙、有人理山本頭、有人吹奧黛麗赫本頭。全部人都剃光頭，全部人都只有一個意見，宛如花園裡只有一種花，豈不是很單調？

#要別人照你的意思做，只能是這樣了

這樣是怎樣？你的意見很厲害、見解獨到、對公眾有益。果真如此，那根本連叫都不用叫，別人自然會很樂意和你同心同德、同一陣營。但你真的準備好讓人追隨了嗎？你有很了不起的理論能讓後進展開更多研究項目？如果你的意思，真正很有意思，譬如說開創出一種嶄新的畫風或文體，很前衛很吸睛，即便你無意叫人追隨，後進也會開始仿效、二創三創、做出一些作品向你致敬。

但如果你堅持的是孩子非得給你添幾個男孫，老公或老婆一定要怎樣怎樣才可以，那就真

的沒意思了。放眼天下沒有一個人的基因是完全一模一樣的，就連同卵雙胞胎也是不一樣。每個人都有不同的DNA，因此會長成不一樣的樣子，想不一樣的事情，無論你認不認同，這都是鐵錚錚的事實。若無法領悟這一點，那可能要讓自己平白受許多苦，每天都有生不完的氣了。目前生物的法則就是這樣，去跟造物主抗議也無效。DNA的多樣性造就繁花似錦的世界，若非如此，水果可能就只有一種榴槤，讓你天天吃榴槤、只有榴槤可以吃，多膩啊，這才叫一個無奈。

#喜歡操控感，不如去玩賽車或空拍機

一家之中，大概只有電視遙控器，可以任你隨意「操控」，還不會有任何副作用。妄想可以操控某人，那人必定是智慧型機器人。我常常勸「老」字輩的寬心清心，老大、老闆、老臣、老師、老公或老婆，別太熱中給人出意見，別老指揮他人非完全照自己意思不可。

如果出現「喜歡指使人照自己意思做」的這個症狀，請留意當心，自己反而可能被我執我笨我驕傲給操控了，而不自知。請速速從苦境中迴轉。我沒有比誰更高級，除非人家問我，否則我有必要吃飽閒閒在那邊多嘴嗎？吃飽閒閒去喝杯茶、吃個飯後水果，或是去散步助消化，都好過在那邊七嘴八舌亂亂講。

我期盼我的老後，能夠像我媽、像我阿嬤一樣當個可愛的慈祥老人，而非倚老賣老意見一大堆的頑固臭老頭。有趣的是，當我放下「我執」與「傲慢」、不試著去操控他人的時候，很多事情反而進行得更加順利。我發現我有許多貼心的員工和能力很強的夥伴，讓他們好好發揮，好過我在那邊發號施令亂亂指揮。放下「愛我執」、放下對自我的執著，清心騰出空間，美好的景物和景色，自然映入眼簾。

不生氣字典

戰

不錯過時機、不錯付性命，我為自己請戰。殺嗔心、斬貪念、斷執著，我將為自己一戰。

23

自修三門課，煉心善美圓滿，從此智慧超展開

「人人自有定盤針，萬化根源總在心。」我常用人心內建智慧導航來做比喻，理學家王陽明說大家出生自帶指南針，也是同樣意思。那，當智慧導航秀逗、指南針亂亂指的時候，該怎麼辦？人心浮動、不安、焦躁，更厲害一點，七上八下，一下子怒、一下子憂、一下子喜，智慧導航被你操到當機，想導去餐廳卻掉進田裡，想去景點賞花卻被指引到墓仔埔這樣的狀況，也是有的。不要亂怪是什麼小鬼亂入，導航壞掉關鬼屁事，純粹過熱當機而已。

預防智慧導航不好使、預防指南針不準，是有方法的。下面三堂讓本心智慧超展開的煉心課，選修起來，就不怕掉進田裡還摔得不明不白。

#心地無非自性戒，戒備防禦力量自然升起

走過大疫之年，很多人開始明瞭鞏固自身的免疫力有多重要。而心，也有心的免疫力可以保護自己不受傷害。好消息是，當心的免疫力發揮作用時，連帶身體的免疫力，也會更加健全。非常非常安全這樣。心的免疫力怎麼弄？「無非」兩個字特別關鍵。

無非我把它理解成無貪、無恨、無自私、無損人害人、無嫉妒、無自誇、無張揚、無計算人之惡、無不義、無無信。非法、非分、非禮……各種非，那都是錯誤的。請當自己心靈的「除錯員」，把智慧導航上的錯漏都除掉，自然是要看花不會把你帶往海邊，想回家不會哄你再去續攤。指南針好用，你想去哪兒，那自然是自由自在無遠弗屆。

#心地無亂自性定，定心丸吞下去定能成功

心裡小鹿亂撞、小豬亂撞，那要怎麼成功啦！思慮全集中，這叫做「安定」。思慮全亂跑，工作無法達成、進度大落後、書念不完那就是「死定了」。安定死定都是定，看你喜歡哪一種。考試都考一百分、人見人愛、做什麼都大成功要怎麼弄？「無亂」兩個字尤其關鍵。

沒有亂七八糟、胡思亂想、怪力亂神、逆道亂常、心亂意茫茫……襪子亂丟家裡一團亂、胡話亂講職場氛圍一團亂、東西亂吃肚子裡頭一團亂。迷亂顛倒，各種亂，眼睛都看花了，亂

成這樣，沒有錯誤百出，那才不正常。請當自己心靈的「清潔員」，逢亂必出、逢亂必清。內境的雜亂，藉由整頓外境，比方說你的收納櫃、你的資料夾都梳理一下，那麼內外境，都是一起乾淨的。洗車洗狗洗人、自己去洗澡也都可以。亂沒了、意念清淨，你要讀書、要寫計畫、要觀悟真理，都會大成功！

#心地無礙自性慧，慧刃煩惱小賊眼目即開

我覺得各種煩惱有時候確實像是小賊一樣，偷走我們很多時間和精神、精力。這就好像你的智慧導航一直在漏電，如此，定位、導引不靈光，也不奇怪。煩惱那麼多怎麼辦？這個問題，說穿了，其實就好像在問，我美金歐元那麼多怎麼辦？我房子好多怎麼辦？我金銀財寶那麼多怎麼辦？事實真相是，煩惱與菩提是相即無二的。煩惱即菩提。所以修行者、一流的人看到逆境、遇上歪人的時候都分外高興，高興得好像中了大獎一樣。

以花為喻，煩惱的淤泥黑黑髒髒看起來讓人又煩又惱，但種藕人家可不這樣想，越黑越厚那才好呀，蓮花要開美、蓮藕要長好，沒有一點泥那怎麼能行？請當自己心靈的「解密員」，看懂身邊的人、看懂池裡的蓮花、看懂水文地理、看懂空氣氛圍、看懂星星和月亮、看懂四季與無常。無須羨慕一手拿畫筆一手執算尺的達文西智商一百八，也不用感嘆自己不如一個手裡

能生出閃電的特斯拉。各人各自擁有獨一無二閃閃的天賦，你一點都不會不如別人。

斬斷無明拒絕癡愚，智慧自然而然顯化出來。各種被加密過的訊息和假象，通通被你順利破譯，恢復本來面目。除錯、清潔、解密這三件事，都是越練越有本事，有空請一定多多練習。

不生氣字典

定

修得戒定慧，滅得貪嗔癡。我篤定我肯定，這一世一定不和幸福擦肩錯過。

24 改變外在世界有順序，心鑰為你開啟理想時空

覺得大部分的事情都很無聊、這麼努力活著也不知道究竟為了什麼、心裡沒有歸屬感、做著食之無味棄之可惜的工作、因為通膨和疫情的關係自己投入的產業也受到影響……在看似很糟糕的環境中，無常大浪一波波襲來，再堅強的人，偶爾也會有些承受不住。

國外有一群人在推廣每天做一件良善的好事情，去改變「壞掉」的世界。我覺得他們很棒！而且正在成功中。有人力拚海灘清潔、有人在開發節能產品上努力，也有人只是微笑端著自己烤的餅乾請剛放學的小朋友吃，或是幫鄰居照看孩子一小時、替老人家跑跑腿。良善行為無論大小，只要你開始，相當於把自己的命運切換至另一個良善軌道。有點像是平行時空的概念，透過不斷做出正確選擇，令自己離理想境遇越來越近。經書上說「善善聚集」，若你懷抱善意，自然有很多和你氣味相投、頻率相近的人事物，會朝你靠攏過來。

改變世界這件事看起來很大，但我覺得可以從小處做起。順序是這樣的，首先改變思維途徑，你看待世界的眼光不同了，自然會做出跟從前不一樣的行為。外在世界是心的投射，這暗示我們，拿著心鑰，我們也能任意開啟任一個自己屬意、令自己歡喜的時空。真的就是這麼簡單！大家別往「不可能」、「很難」那一方面去想。任何限制性思維，都是枷鎖，執著越多、負面想法越多，意思是通往你理想世界的門，被你自己鎖了好幾道起來。果真如此，會感到百無聊賴、憤世嫉俗、惶恐不安，那也很正常。

這一週的功課，請透過下面三個想，幫自己解鎖，預祝你逐漸過上從心所欲、精彩可期的好日子。

#愛己，欣賞自己宛如欣賞一朵花

先試著成為自己的頭號粉絲，對自己有信心有許多好處，會直接減少許多嫉妒、憤怒、看不慣等破壞性思維侵襲。你若懂得欣賞自己，看到別人好，就不會吃味。玫瑰有玫瑰的美麗，桂花有桂花的香氣。當你視自己為珍寶、視自己的心園為清淨之地時，別人也會開始待你不一般。

修習慈悲心有一個大重點，就是要珍愛生命。你首先珍愛自己，少做傷害自己、不利生的事情，把自己過好，再擴散出去，愛惜家人、朋友、陌生人，最後是敵人。愛仇敵、同樣珍惜他的生命、視敵人為逆增上緣，到了這種愛己及人的境界，你赫然發現，根本就沒有敵人這種人，可喜可賀，你到達了真正的「無敵」之境。

#解開過度努力和過度懶散的枷鎖

現代人不是太亢奮，就是太厭世，能維持平衡的人，確實是少之又少。所以醫院才常常會有自律神經失調的人上門掛號。善養身心，剛剛好最好。這個原則運用在飲食、養生、運動、壓力、情緒調節和荷爾蒙分泌上，都特別適用。

你無須向誰證明什麼而過度努力，你本身即是圓滿。亦無須因為無法向外界表明心志而感到低落。請記得，你身上揹帶全球獨一無二的DNA，除了你自己，你無須成為其他人。海草有海草的優雅、鯨魚有鯨魚的霸氣，你大可理直氣壯每天欣賞自己長成自己獨一無二的樣子，而不是去像雜誌上的誰誰誰，或誰家的兒子。即便被「邊緣化」也無所謂，要知道，有些生物在地球上的數量本就非常稀少，可能方圓百里內就只有這一株。應當珍視你的獨特，而非怨嘆不如人。

#想太多反而動彈不得，即刻行動

一縷妄念一道枷鎖，你每天有多少雜七雜八的念頭，去阻攔自己過上好日子呢？妄念多雜訊多，宇宙接不到你的訂單，或聽錯訂單，當然不能心想事成。妄念多疾病多，多到思慮過剩的程度，脾胃損傷、心氣損傷，自然是吃不下也睡不好。

心有不安很容易越想越不安，雪球般越滾越大，大到堵住你的「逃生門」，會覺得更加無計可施、坐困愁城。無常無可畏，變動應歡喜。請一定要專注在當下能做的事情，並滾動式調整作法，以這樣的方式消解不安，才是正確的方法。

不生氣字典 風

解落三秋葉，能開二月花。秋風掃蕩枝葉，春風催開花期。殘忍的風有溫柔的時候，而予人溫暖的火亦有殘忍的時候。寰宇間地水火風，莫不如此。迎之避之，隨順隨喜。

25 將嫉妒轉化為激賞，邁開登峰造極的腳步

人心若殘留貪嗔癡三毒，不僅影響健康、擾亂生命能量運行，最麻煩的是，心毒、心魔還特別調皮，喜歡阻礙你我實現自己的生命藍圖，造成我們無法持續精進、就此打住。要知道，「精進」是累積福澤值很重要的六大方法之一，不能精進，意謂著你失去了一個能幫自己增加福氣的勇猛大將。心毒越多，人往往運氣越差，正因如此。

這一週我們要排的毒，是嗔毒裡的嫉妒之毒。然而「毒」這個概念並非恆常不變，轉換使用方式，毒也能煉化成藥。放眼東西方醫學系統，皆有「以毒攻毒」的應用，譬如以帶有毒性的植物來治療皮膚病或止痛，也有醫師將辛熱有毒的大楓子製成內服藥丸，治療瘤型痲瘋。現在，我們來把嫉妒心毒製成心藥，把「有害」變成「有用」。下面三個想，一塊兒來想一想：

#慈悲喜捨中的「喜」，可調伏嫉妒

以毒製藥，首先要預防被它原本的毒性給傷到，於是得先了解藥材藥性。嫉妒是什麼？「為什麼別人有，我沒有」、「是怎樣他能我不能，氣死人了」大概類似這樣的感覺。當這樣的感覺出現，而你放任不管時，嫉妒便會助長嗔火蔓延，燒掉的不只是你的好心情，還有你寶貴的福氣。

下回嫉妒浮現時，請立即召喚「喜心」。喜心是禪悅、是升起喜悅、是把自己置於一種安穩祥和的狀態之中。喜心發揮作用時，你能從微小的生活細節中，發現幸福，也會更懂得替人高興。某一天你的敵人得獎，你哼一聲，「運氣好而已啦！」、「後台很硬嘛！」換成你的好朋友得文學獎，「我是作家的朋友耶，我的故事還被他寫進書裡喔，與有榮焉。」、「眾望所歸，可喜可賀！」你可能會這樣說。同樣是得獎，你要嫉妒他還是與他一同歡喜？人生已有許多苦，這一次，我們何不選擇能讓自己快樂的那一個選項。

#捨棄虛妄性質的比較，少耍白癡

莫名其妙的比較，宛如猴子嫉妒魷魚很會游泳，小狗嫉妒烏鴉會飛這般無厘頭且沒必要。各種生物各自帶著不同的基因，註定長成自己獨一無二的樣子，以完成多樣性這個生命大藍圖。你可以分辨，但無須過度比較。辨別蘋果比紅豆大，烏龜壽命比蚜蟲長，這是知性的比較。但如果人家發票中一千萬，比較之下，自己才中兩百，真是衰透了。這就是白癡性質的比較。中兩百，那也是好運啊，因比較反而不開心，豈非顛倒？

#發揮嫉妒藥性，察覺真實的想望

看別人好，自己卻不能，嫉妒升起時，你是否曾幫自己找了藉口？「他有金爸爸，當然做什麼都順風順水。」、「就因為長得好看，大家都愛他，當然機會多。」、「他就是嫁了個好老公／娶了好老婆，事業才這麼成功。」即便含著金湯匙出生、家財萬貫的人，也有他自己的生命課題和一些你意想不到的煩惱。去嫉妒他的光鮮亮麗，只是看表面卻忽略了更重要的生命深度。

除去藉口、擺脫限制性思維，你會發現，自己其實也滿有本事、已擁有足夠多的潛能，能替自己實現美好的生命藍圖。把嫉妒的狹隘視角，改為激賞的目光，你幫自己解開了捆龍鎖。看見朋友家裡美輪美奐，放下嫉妒轉為欣賞，賞著賞著，自己也開啟了美化居家環境的巧思。看亞裔運動員游出二十秒的好成績，你看到了自己身上的可能性。看學者在免疫療法上有所突破，你看到醫學的進步和細胞的潛能。看著別人成功，你激賞，心裡想「原來可以這樣啊，好厲害喔。」、「沒想到可以設計成這樣，說不定我這個再改個角度也會更好……」嫉妒常使人生氣、心情不好，激賞卻常能激發動力、催生創意。

嫉妒別人那麼好？是因為自己做不到？這屬於限制性思維。你沒有做不到啊，只是要不要而已啦。不是不能，是還沒。不妨觀察一下自己嫉妒別人的那些項目，是否也是自己生命藍圖裡的待辦項目？如果是，那就太好了。現在你知道自己的心之所向，知道自己該往哪個方向走。欣賞別人那麼好、欣賞自己這麼棒，只要沒失了精進的動力，登峰造極指日可待。你我都有自己專屬的山頭。

不生氣字典　賞

隆冬時節不賞雪、步入仙山不賞梅，何事耽誤無賞心？不該不該，萬般不該負賞心。賞得樂得，笑得盼得，遇得尋得，一個千載難逢的對手和知己。

26

苦到此為止，愛自己別為難自己

人世間確實有一些滿苦的事情，比方說討厭的人天天要和他相處，喜歡的人卻偏偏無緣相聚，有志不能伸，苦啊，說話沒人聽、有理說不清，也苦。還有那失業苦、生病苦，若又老又病，更是苦上加苦。不是說你把眼睛閉起來，看不見苦，苦就會消失。也沒有那種成天傻笑，苦就被你嚇跑的神奇法術。我們實際上可以做到的是：降低苦的感受程度。煉心、靜心、把慈悲心照顧好，最起碼能預防惡化，不怕苦再變質成酸。境遇已苦，心裡若還感到酸酸的、不平衡，那才是真正苦不堪言啊！

身體疾病的預防，可以透過打疫苗、健康檢查來做到。至於趨吉避凶、避免苦的惡化，則須仰仗心靈的力量。緩解四大苦的方法，這一週我們把它學起來：

#減緩不安之苦：智慧

首先要知道的是，「不安」沒有實體。它是你心裡「變」出來的。與理財相關的報導中，「要存夠多少錢才能退休」這個話題，經常出現。六千萬、三千萬、一千萬？究竟多少才夠。說句大實話，心有不安的人，怎樣都不會夠。對這些報導堅信不移，對自己的收入感到不安甚至是憤慨不平，而不敢結婚、生子、買房的人，不在少數。國內外媒體用「窮忙族」（Working Poor）、「躺平族」、「內卷」來反映新世代的苦悶，我覺得比起之前的「草莓族」，現代剛出社會年輕人的處境，只有一個字：難！難！難！

然而越難，越要懂得如何「安」。是自己的一顆心，把不安變出來，再將它擴大。如此一來，整個世界看起來簡直像是要毀滅了一樣，一點希望都沒有。不是要你不看不聽對大環境不理不睬，或藉由一些宴樂麻痺自己，並非如此。在了解動盪不安的時代背景後，請再多做一件事：把人心內建的智慧導航用起來，讓它帶你去找方法。有問題，必有解答。而且這個解答，還可能不只一個。

#消解不平之苦：精進

見人家生意好、流量高、聲量大，嫉妒啊！為什麼他能我不能?!聽聞鄰居家孩子任職科技業坐領高薪，昔日同窗如今在某上市公司晉升高位，自己心中憤憤不平，明明是大才，奈何被小用？

嫉妒他人，對自己一點實質利益都沒有，徒惹得自己不高興。那，怎樣才會高興？改變、轉變、精進。看他人演示出生命的某種可能性，雖然十分精彩，但眼睛別光顧著看外面。回望自己，身邊一定還有很多可為未為之事，如稚嫩小兒，嗷嗷待哺等著你去投注心力。解開庸人自擾與無繩自縛，蛻變無時無刻都在發生。這同時也是無常的積極意義。能變者，能通不窮，永遠不怕沒有活路。

#擺脫不順之苦：忍辱

從前出家的時候，每天都有寺院的公務要做，但不管怎樣，沒有人會在大雪紛飛的日子裡，還在那邊掃落葉或修剪枯枝。要整理，起碼也等出太陽的時候才整理，這才有意義啊！人生裡的暴風雪、颱風雨時刻，先別急別火，我們修忍辱。不是修「憋著」喔！

隱忍不發，絕對內傷。而忍辱，不但不傷，還幫你累積福澤值。請嘗試理解忍辱的本質是「柔軟與諒解」。並非逆來順受，而是以智慧作為根基，應對生命中的諸多不順遂。不順遂可能是自己之前所作所為所導致，透過修習忍辱，不順遂固然不會突然消失，但不順遂造成的心裡苦，倒是可以大幅降低那苦的程度。

#隨順不適之苦：禪悅

我們診所有許多療程會使用到針，靜脈雷射最舒服只需一針，自體生長因子ACT兩個膝蓋都保養就比較多針，而且那針還特別長。一聽到要打針，很多人都嚇暈了，不是開玩笑，真有人會「暈針」。反倒是那些不怕的人，一邊說說笑笑，針進針出輕輕鬆鬆，打完了還誇我們護理師手法好。

緊張、壓力大、害怕的時候，肌肉縮成一團，真的會比較不舒服。放鬆、心情愉悅、安心信任的時候，最不會痛。其實我們的心，也是一樣。當苦難降臨，心裡想著自己好可憐、好慘、好卑微的時候，整個人都黯淡無光。當苦難降臨，心裡想著，這大概是惡業正在了結、這是好轉反應排毒反應、否極泰就來、過了低點就會上揚、其實也還過得去啦、有很多人幫忙我嘛！不過度使力、不過度思考，用相對淡定的態度面對生命裡的種種不適，心酸、心痛、心傷的程度，也將會是最輕微的。

不生氣字典

淡

淡然絕塵慮，禪悅虛空生。淡然望之、淡然處之、淡然安之。淡然笑看否極泰又來。

27 每一天每一刻，為自己抽出上上籤

在生命的某個階段，你我都曾太想要掌控別人，掌控局面，掌控一雙眼睛看到的、大大小小的事情。於是終會在所願不遂時生氣、結局不如預期時失志，這樣的事情其實以前也發生過很多次。實際上，即便是老闆、老爸、老大……所能掌控的那些外面的事情，終究有限。能掌控百分之三、四十我都覺得已經算是很厲害了！

俗話說「天要下雨，娘要嫁人」，那都是沒辦法的事情。外面的天氣要颳風降雨還是落冰雹，我們管不著，但心裡的天氣，卻是任你喊，你要晴就晴，要彩虹就有彩虹，任誰都無法干預。從心裡去改變念頭，才是轉化外境真正有效的方法！直接去強迫、去干涉，不是說完全沒有效果，但效果往往都不太好。把辛酸的歲月過成幸福的日子，我們都需要一些從容自在。心靈的自由，從不生氣開始那一刻開始。從現在開始，我們把福氣迎進來，無時無刻，為自己的

命運抽出上上籤。

#盡情享受專屬於自己、無可匹敵的第一

因為DNA的關係，你只能長成你自己。就算去整形整容，用神奇的化妝術把自己畫成另一個人，這也只能算是派對變裝，骨子裡，你其實還是你自己。如果你去比較、去嫉妒、去羨慕他人，老是要往死裡找出自己的不足，那一定會有很多憤慨、自卑的情緒，弄得自己心神不寧，臉色難看。請理解破解，這許許多多的「不足」，皆為妄想。就像美人魚傷心自己沒有腳一樣，是在哈囉。

若水豚君去跟鵜鶘比嘴大，自然會顯得「不足」，但水豚君的特色是淡定、可愛和討人喜歡。在生物光譜上，你其實一點都不平庸，你一定有一個第一名，否則不可能存在於這個世界上。與其哀嘆那虛妄不實的「不足」，還不如去把專屬於自己的「第一」給發揚光大。若為夢想故，妄想皆可拋。何不將全副精力都用在精進自己的獨特上面？在這方面，是沒有任何人可以比得上你的。這個念想特別重要，在本書會重複七次以上。你長成你自己，不只對你自己很重要，對成就世界的多樣性來說，更是重要。別嫌我囉嗦，我一定要確定你有收到這個訊息。

#何必討厭淤泥，該在意的是能不能開花

「君子報仇，三年不晚。小人報仇，一天到晚。」君子、小人都在同一個地表上行走。如果你投胎在地球上，乾淨的土壤會有，淤泥也一樣會有。這世界就是如此多元有趣，而且那象徵智慧、高雅、慈悲、善心的吉祥蓮花，還是從淤泥裡開出來的呢！如此來看，黑黑的淤泥似乎也不是完全一無是處嘛！遇到脾氣很差、智慧未開、莽撞無理的小人，我們心裡若能想到，「他用一種不明智的方式在過生活，從早到晚都要跟仇家決鬥，其實也是滿辛苦的。」、「看起來壓力很大很累的樣子。」、「可能身體不舒服吧！或是有什麼影響脾氣的腦部疾病。」同理心、慈悲心升起來之時，也是無染清蓮綻放開來的時候。

#不生貪染不生嗔怒，那才叫一個美啊！

面對大千世界，因為太多變化、太有趣、太刺激、太恐怖、太無常了，所以我們的心也要跟著七上八下？稍微七上八下就可以，擺盪幅度不用太大。就當作是在看電影，看恐怖片時，哎喲好恐怖喔，會有一點怕怕的，看搞笑喜劇，哈哈哈好好笑，看溫馨小品，流幾滴眼淚也是正常。經書上說，「迷生寂亂，悟無好惡。」迷的時候，覺得寂靜真好，覺得動亂真討厭。開悟了之後，才發現原來寂亂無別，真相是：無好無惡、無寂無亂。所以，其實「都可以」！

淡定開悟高雅地面對人生，喜怒憂思悲恐驚七情不是說會完全沒有，但都不會太超過。別小看這「不超過」，平衡、持中、和諧，對我們的身心靈，已有莫大助益。迷的時候像是在看電影，有苦有樂有很多好和很多惡，悟的時候像是走出電影院，演員演得好或不好，各種驚心動魄、悲催傷感都被拋在腦後。當你常常不自覺說出，「都可以啊」、「都好呀」、「滿不錯的」、「本來就會這樣嘛」、「沒毛病沒問題」的時候，你已然成為一個高雅慈悲的開悟者，無時無刻，都過得美美的。

不生氣字典

寂

寂亂本同源，如硬幣之兩面。靜看「不完美」也很美、體悟「不恆常」最是尋常、感謝「不完全」令一切還有發展的空間。接受雜亂與崇尚簡單之間，並無衝突。

28

拿掉「我見」這個柴薪，憤怒心怎樣都燒不起來

做醫生的很常聽到病人說，「因為家族裡很多人都有什麼病，所以我也應該會有。」其實也沒那麼應該啦！基因表現非天生命定，遺傳學家法蘭西斯．柯林斯（Francis Collins）如此形容：「基因將子彈上膛，而扣下扳機的是外在生活環境。」世事無常的真義，其實是世事能變、世事有改動的可能，現在，我們一起來學學如何重塑遺傳指令、改寫靈魂劇本，終結祖先留下來的「病」，並優化基因表現。

重塑的方法很多，其中一個就是透過改變生活型態來達到重塑的效果。比方說有心血管疾病隱憂的人，在維持「腰瘦」方面下功夫，成功使自己遠離「夭壽」。內臟脂肪低、肌肉多又有力，時光倒流一般，逐漸將自己從三高，拉回到高三時的年輕狀態。八十歲長者擁有媲美二十歲的年輕血管，會保養的人很多都已經實現。

上面說的是生理部分，其實心理也是一樣。即便你的原生家庭裡多數家族成員脾氣火爆、易怒、罵人特別難聽，縱使你耳濡目染，天生擁有飆罵三字經五字經可以一整串不用換氣的本事，但你依舊能夠靠自己的抉擇，去讓自己過上不閒言不惡口的高雅人生。身體上，降低過多的體脂肪，血管會比較年輕。心裡面，你把嗔恨之火的助燃物去掉，就不怕火勢蔓延一發不可收拾，燒掉你辛苦累積的福澤。嗔火的助燃物是什麼呢？便是「我見」。堅信有一個實存的「我」，執著地堅持自己才是對的，執拗地不肯稍微理解一下他人不同的觀點，狹隘的目光配上狹窄的心胸，這就是我見。

一切邪執，皆依我見。

既然是邪、是不正確的見解，你心裡懷抱著這樣的執念，自然也很容易進入顛顛倒倒的苦惱之境裡去。而在這是非顛倒之地，敵對、謾罵、譏諷、抹黑、怒氣、暴戾……從來都不會少。去掉多餘脂肪，令血管年輕，去掉沒必要的成見，常保本心寧靜清新。拿掉我見的好處是，嗔火沒東西燒，很快會自己滅掉。去除我見，我向來都靠這三招：

#雙手合十，讓我見消失不見

修行的人、瑜伽士和我自己，都很喜歡打一個雙手合十的手印。這個手印代表天人合一，提醒我們人我無別，或者有「向你心中的神問好」這樣吉祥的含意。為什麼我說吉祥呢？如果你尊重對方，到了還記得要跟對方的神明問好這樣的地步，那還有什麼可爭執的？彼此間的種種小摩擦，在你的大肚量下，不過都是些雞毛蒜皮的小事，根本都不值得一提。

#在愛自己同時，也愛護他人

誤把我當成是一個真實常住的存在，誤把我的意見當成是唯一可執行的意見，這兩個誤解，常常為我們帶來很多痛苦與煩惱。但不是說無我，所以我就可以隨便，可以脫光光跑去竹林裡裸奔，或是不管你的我的他的誰的意見都不重要，都不當一回事。去除「我見」的積極意義是，在珍愛自己的同時，也去愛護他人，在堅守良善的同時，也能傾聽他人不同的看法。我一個學長就很睿智，他遇上身心科的病患，硬是要跟他說：「1＋2＋3＝無限大。」他也不和病人爭執，只是笑笑地說：「你很聰明。我認為你說得很對。」理直氣壯，大家就撞成一團，理直氣和，和氣，將生出更多福氣。

#「聽」與「說」也講究平衡

陰陽平衡，世界和平，自律神經平衡，人身無恙。倘若你心有不平，憤恨不開心，也許可以往「平衡」這方面來思考和諧之道。自己檢查一下自己是聽太多都沒說？還是飯都你在吃、話都你在講，別人一句嘴都插不上？

說太多的人，請把麥克風遞出去，改聽別人說故事，自己也樂得輕鬆。聽太多的人，不妨把大聲公拿出來，好好陳述自己的理念，或為他人提供一些創新的觀點。聽是輸入（Input），說是輸出（Output），出入平衡、出入平安，嘴上不犯嘀咕、心裡不鬧彆扭。

不生氣字典 融

法乳融蒸雨，禪心冷照潭，威光攝沙界，諸障散晴嵐。斷除我見常能容，其樂無窮，其樂也融融。

29

煩惱越多潛力越有，導引能量開啟智慧寶箱

在西藏，當我們看到一個人胡言亂語、很無禮的時候，我們基本上不會打他，也不會隨著他團團轉，更不會佛系地拈花傻笑、是非不分這樣。而是會想起兩件事。

第一件，同理心、慈悲心升起來的時候，能觀察到嗔恨爆表無理取鬧之人、貪婪到喪失理智的人，他們都是被某種煩惱給逼的。我們相信，如果他有智慧有覺知、心能自主，他其實也不想這樣。而老師級別的智者，能想到的第二件事，是能量轉換。「你很容易生氣嗎？」、「你有很多煩惱和憂心忡忡的事情嗎？」、「你的雜念、妄念是否如同噴泉一般，無時無刻源源不絕冒出來？」有的話，那真是太好了!!因為這些，都是天公伯對你的祝福。

越難搞的，越能激出你的真本事

「真的假的，我煩都快煩死了，你還說這是一種祝福？」當然是啊。試想，若你今天要成為一名傑出的馴獸師，吼聲嚇人的老虎、比冰箱還重的大象，以及調皮搗蛋的猴子，對象越難搞的越好呀，你能越練越厲害。沒有牠們陪著練，你什麼師都當不成。熾盛火熱熱的煩惱，剪不斷理還亂的雜念，它們背後所蘊藏的智慧能量、開啟你心智的動能，是非常強大的。換言之，需要斬斷的煩惱越是大條，你得到你證悟的智慧，也就越可觀。這是你應得的，不管怎樣，千萬別輕易放棄使用這項頂級智慧的權利。本週，我們一起來超越迷惑，從無知進化到有知，下面兩個想，一起來想一想：

#來把青菜挑一挑，吃嫩葉不吃虧

直接叫你不抱怨，那是不可能的。所以現在我想跟你聊聊青菜。去市場買菜，總會看到有人喜歡挑三揀四，一下嫌菜貴、一下嫌有蟲、一下又指著爛葉在那邊罵下雨天。連老天都敢罵，我也是覺得他很勇敢。

我就問，「是真的知道自己需要什麼嗎？」如果真的知道，那就根本沒有抱怨「壞」的必要。把高麗菜外面幾片剝掉，裡面不就又嫩又脆嗎？知道自己要什麼，那些「好」的人事物，自然會向你顯化出來。倘若一時間沒有顯化，你也會知道方法，讓那些「好」的，跟你回家。抱怨葉子太老，抱怨纖維太粗，抱怨老闆太胖？抱怨東抱怨西最後什麼都沒買到、沒吃到，就只能吃虧了。

#認識自心三部曲，約束專注觀察

真正讓自己沒有什麼可抱怨的方法，是去了解自己的本心。而不是叫那些你看不順眼的，哪邊涼快哪邊去。我發現，透過「約束」、「專注」、「觀察」這三步驟，我們能與我們自身偕帶的真如智慧更加靠近。當然啦，在獲得健康人身這一點上，這三項也同樣適用喔！你會用更好的方法來照顧自己，和身邊的人。

第一，「約束」。是要約束什麼呢？約束自己在發展、在實現自己的時候，不會去傷害到自己和其他生命。懂得自我約束，反而能獲得最大程度的自由。非常微妙，請務必親自嘗試看看。

第二，「專注」。別說輸給金魚，數位時代，我覺得專注力都快變成一種超能力了。很多時候人會動怒，其實也跟專注力喪失有關。如果能專注地看到問題本身，很多的氣，根本都沒必要生。減少嗔與貪，人心不渙散，自然專注度提升。當專注提升了，嗔跟貪又會再更少一些。試著讓自己進入這樣的良性之流中，你每天都會進步。

第三，「觀察」。持續訓練自己能正確地觀察到事實真相，儘可能減少偏見成見、保持心胸的開放，此舉不但能開啟智慧，還很容易讓自己過上幸福好日子。透過觀察，苦因苦果、樂因樂果是如何運作的，你都會越來越清楚。自然而然，你會對於種下好的因，更感興趣一些，時時刻刻在福田裡種下好的因，你不幸福誰幸福。隔三岔五都有善果成熟，那多開心啊！

不生氣字典

晴

天意憐幽草，人間重晚晴。卑微小草亦有人憐惜，晚來的放晴也叫人歡喜。日之晴譬如人之清明，早來也好、晚來也罷，總是會放晴。

30 抓一帖好情緒心藥，自己的幸福自己救

「上醫治未病，中醫治欲病，下醫治已病。」不管是身病還是心病，越早處理，越好處理。所以我一直在訓練身邊的人成為自己和親人的上醫，希望跟著我一起學習預防醫學的大家，痛苦少一點、歡喜多一點。除了萬靈丹「慈悲心」是可以排除一切心毒、治癒所有心病的萬用藥，其實針對各種不同的煩惱，也是有各自的解方，可以對症處理。一起來看看怎麼用：

#感覺自己在漏電時，快拿出幽默感

山上的水會往平地流，能量也具備相同性質，正負能量相接觸時，高的正能量會往低的負能量流去。你跟負能量、怨氣爆表的人相處一段時間後，有被掏空的感覺，或是覺得累累的，那都很正常。西方心理學家曾用「能量吸血鬼」來形容這樣的狀況，你的好心情、正能量好像

都被對方吸走了一樣，自己變得低落更或是生無可戀。但其實這些都不是原本的你。

能量最強的慈悲、開悟、天人合一狀態，正能量是源源不絕的，可以無限分享出去，療癒他人、滋養受苦的人，這是最無敵的。倘若煉心還沒煉到這樣的程度，權宜之計，你可以在自己和對方之間加一塊絕緣板，防止能量繼續向外散逸。這塊心靈絕緣板，就是幽默感。我一個同學把老是碎碎唸的女老師，想成尼姑，還跟我分享，害我以後一看到這個老師，都忍不住想笑。昔日蘇東坡去陳先生家作客，陳太太覺得他倆通宵達旦抬槓太不像話，怒吼丈夫，嚇得陳先生差點閃尿。大文豪安慰友人，沒事，只是河東的一隻母獅喊兩聲罷了。從此我們就有了「河東獅吼」這個成語。以幽默應對可怕、無聊、無言或者是無奈的時刻，你不但守護好了自己的正能量，也沒讓壓力荷爾蒙擊垮你的身體，身心皆受益。

#睡前清空記憶暫存，只留你心悅的

沒吃完的剩菜放久了會臭酸，過剩的憂慮放久了你會心酸。看到垃圾車來我們覺得謝天謝地，終於可以把廚餘處理掉了，但看不見的憂心與氣惱、氣結、氣悶，我們卻常常忘記「倒掉」它。當心病進一步升高為身病層級，那都會是需要花一點時間才能治好的慢性病。壞的負面記憶，每天睡前都要清空，以免它在你腦海裡臭酸，久而久之，還自動衍生出其他令你心情惡劣的劇情，不斷重播，叫人睡不安穩。

請先理解一點，人在憤怒當下，基本上看事情已無法全面，或多或少都帶有一些偏見，你看到的、你以為的，不一定是真相。以為人家在嘲笑自己、某某人故意找你麻煩、明天大概天要下紅雨了……常常為了這些虛妄的事情煩心又傷腦筋，人很快會沒電。不管今天過得如何，每晚睡覺前，我都教大家想三件快樂的、感謝的事情，人家對你好是真的、天地四方聯合起來成就你是真的、你今天吃到一碗好吃的麵條、曬到溫暖的太陽、聞到花香、看到一段優美的文字……希望你能記得這些。

溫馨小提醒：倒掉負面情緒不是和別人一起抱怨，這樣反而增加受害者印象，相當於重複經歷壓力事件，益處不大。除非你傾訴的對象非常有智慧非常有慈悲心，這又另當別論。如果聚在一起，會一起抱怨，說一些負面言語，那就先別聚。利用感恩的方式先排毒先清心，才是安全的作法。

#在苦差事後頭，安排一件舒服的事

有苦有樂的人生，很有厚度。苦的功用頗多，比如助你頓悟開智慧、幫你升起出離心、令你興起想要脫離迷亂循環的念頭。除此之外，我發現，苦還能突顯樂的彌足珍貴，樂上加樂猶如錦上添花，不如苦中作樂，反差大、感受力度更強！

之前我受邀上節目，曾教過觀眾利用四大快樂荷爾蒙紓解壓力的方法。其中多巴胺（Dopamine）在你努力達成一項任務後、打破個人最佳紀錄時湧現。因此勇於接下挑戰、完成苦差事的人，經常能收穫多巴胺，體驗到苦後回甘的高級人生境界。而在你觀想美好情境的當下，腦內啡（Endorphin）閃亮登場。所以在很苦很苦的時候，要是還讓自己繼續泡在苦海裡，那是越泡越憂鬱、越泡越想哭。不如來預先觀想成功度過此劫難後要去哪裡玩、怎樣犒賞自己。光是用想的，用一些明亮、美好的念頭召喚腦內啡，你的抗壓力立刻提升一個等級。腦內啡同時也是最天然的抗憂鬱劑和止痛藥。此外，你按摩、擁抱、跟寵物玩，都會促進催產素（Oxytocin）分泌。血清素（Serotonin）最方便，你多笑、對人施以和顏悅色都會產出。快樂荷爾蒙在穩定情緒、保護大腦、抗早衰、調節免疫上，都有它們一份功勞。只要是人，都會遇到苦，希望在你最難過的當下，快樂荷爾蒙這四大護法，能陪你平安度過。

不生氣字典 笑

仰天大笑出門去，我輩豈是蓬蒿人。過五關斬六將，笑看人間七情八苦千萬難。苦也苦得、樂也樂得，我啊，哪能是個平庸的人？

31

興感謝以對恩怨，令家庭成為最殊勝的道場

網路上有一個笑話，用阿嬤口吻說的，「孫子來家裡的時候很高興，孫子回他家裡的時候我更高興！」孩子什麼時候最可愛？許多爸媽都覺得是睡著的時候，簡直像是天使一樣，百看不膩。從前臉書、朋友圈都發美食照或出遊照，自從有了孩子之後，爸媽的手機相簿全被孩子占滿，同一個睡姿，拍個十張八張不誇張，同一個笑臉，三十連拍都不嫌多。不過，生養孩子從來就不是件省心的事兒。「從懷孕開始，我要一路操心到他十八歲，累啊！」一個朋友這樣抱怨，另一個朋友卻說，「只操心到十八歲那你還算是放得下，我看我得替他煩惱一輩子。」生養孩子要說不費心，沒有什麼比這更能讓人操心的了。

看著跟自己長得很像，這麼讓自己滿意、可愛的孩子，一旦皮起來、鬧起來，卻也令人吃不消，原本窈窕淑女都能一秒吼成母獅子，「早知道就不生了。養隻狗至少回來還會跟我搖

尾巴。」、「恨不得塞回肚子裡去。」、「你是把家裡當成旅館還是招待所?」親子之間,有太多甜蜜的、痛苦的、令彼此都累壞了的故事,每天上演。你有孩子嗎?有的話真是太好了。在開智慧、煉化自心上,家庭宛如菁英衝刺班,孩子越是難搞,你在心智上所能獲得的利益越大。

這一週,我們來練習把每一個氣噗噗的時光,轉為修煉自心的契機,下面幾個想,一起來想一想。沒有孩子的讀者這週放假一次。

#機會難得,把握增上緣

因為孩子做錯事、表現不如預期,自己心裡不舒服的時候,請理解到一點,「很多人想盡辦法要生,都還無法如願。」自己光能把孩子生出來,已經是很值得感謝很了不起的一件事,跟這樣的了不起相比,小小的犯錯又能算是什麼事?跟一些孩子能帶給自己的滿足感、快樂時光相比,小小的犯錯根本微不足道。

面對這個小小的身體,為他改改自己的脾氣,為他修掉稜稜角角,為他打造一個安全、適合學習的環境,以此來感謝孩子的降臨與陪伴,我覺得很可以。

#提升自我能量，福慧傳家

我錄節目時曾教過夫妻們，想讓太太或先生「聽話」的祕訣，用唸的用罵的根本沒用，還容易得到反效果。得了道理，卻失了恩愛，一點都不划算。要讓人能聽進自己說的話，真正有效的做法是去提升自己的能量與福澤值，正能量強的人，即便你不愛說，人家還搶著聽呢！

而提高能量與福澤值我每天都在做的，就是「利他」。與嫉妒心、計較心、嗔恨心相比，慈悲心、同理心、樂於助人不藏私的心，能量等級都是比較高的。想要孩子聽你的，自己的能量先升起來，經常在他面前以身教示範利他，那，還有時間爭執、罰站、抄書嗎？沒有做那種事的時間，此後只有快樂的親子時光、一起幫助他人、讓世界變得更宜居的美好時光。怎樣過上高質感的人生？從小就要把這樣的利他智慧，傳授給自己最疼愛的寶貝。

#孩子是小惡魔還是文殊菩薩？

只有在萬聖節那天是小惡魔，其他日子都是文殊菩薩。如果你用這樣的視角來看待調皮搗蛋的孩子，你將享有許多開智慧的機緣。當然啦，如果你感興趣是健康或是圓滿，把對方觀想為藥師佛、綠度母，那也是很好的。

最後，我想邀請爸媽們一起默唸這句、這樣對自己的孩子說：「謝謝你成為你自己，你長成你自己的樣子、活出你自己的精彩，我為你感到驕傲。」然後再對自己說：「我感謝我自己，成為很棒的父母。我為自己感到驕傲。」

不生氣字典　贈

你陪我一程，我贈你時間。你隨我一路，我贈你祝福。謝謝你，成為你自己。

32 捨棄我非如何如何不可，所有可能性皆向你綻放

很多人都跟我說「放下不容易」。是啊，來趟地球歷練，誰都不容易。不過換個角度想，要是下載到一款太過容易、太過簡單的手機遊戲，大概玩三五分鐘就覺得無聊，會馬上想移除吧！不容易裡面有洋蔥，也有人生。譬如你和他，在最好的季節相遇，在最美的時節相知，在某個季節裡相伴，又在下個季節裡別離。這就讓每一季，都有了故事。誰都不容易的故事，向來最是雋永。

「還好有遇到」也行，「最好不相遇」也罷，拿得起放得下這叫做舉重，鍛煉身體也鍛煉心智。拿得起放不下叫做負重，時間久了，壓垮心靈也壓垮身體。關於放下，確實是門不容易的功課，但我們能做到！人心的力量頗為強大，但怎樣能讓這股洪荒之力為你所用？一塊兒來看看：

#察覺慣性模式，改變結局

在治癒疾病上，當病患擁有所謂的「病識感」時，通常都有很高的治癒率且預後良好。這是一種知道自身狀況的洞見（Insight）。倘若你能察覺到，是自己的心在找自己麻煩，那麼下一回，你很可能在不知不覺中，就替自己避開了許多麻煩。

以「起床氣」為例。大約在冬季，被窩以外的地方都叫遠方。天冷得讓人想定居在被窩裡，要離開溫暖的棉被頂著寒風去上班，本來就有起床氣慣性的人，更是不情不願了。察覺到自己在起床的一個小時內，脾氣特別差、看什麼都很容易不順眼，那或許可以給自己多一個小時緩衝。並在前一晚把該安排的、需要帶出門的，都先準備好。起床後，緩慢喝一杯熱水、聽一些好聽的音樂、優雅地吃一頓自己喜歡的早餐、摸一摸可愛的小狗。等起床氣過了，又是充滿朝氣的一天。從前在起床氣的時候急急忙忙和人互動，弄得別人都以為你脾氣很壞、很容易爆走，等恢復朝氣後再去互動，你的頭腦清醒又機智，有很多辦法能夠把事情全都安排妥當，於是人見人誇、人見人愛。察覺慣性後，你甚至都不必去改掉你的起床氣，然而結局卻常常都會不一樣。往好的方面發展的那種不一樣。

#去避開誘發物，改變情節

鼻子過敏的人流鼻涕、咳嗽、眼睛癢，吃藥又會愛睏，嚴重一點的，流鼻涕流到好像連智商也跟著流出去了，考試考不好、工作做很慢。所以很多人都知道要幫自己戴上口罩，隔絕會誘發不舒服的過敏原。或是把家裡弄得一塵不染、空氣清淨機、除濕機、除蟎機通通開起來。同樣的，會讓情緒過敏的過敏原，又為什麼不避它一避？也不是每次都要直球對決啊！哪有這麼多美國時間。

你讓某人做某事他一定會做不好，你看到了一定會生氣，那，不叫他做可不可以？某家早餐店煎蛋餅出餐流程有問題總是煎得超慢，害你總是心急，那，改吃三明治或飯糰可不可以？每次只要加班肚子餓血糖低，你一定會不耐煩，那，辦公桌抽屜裡藏兩包餅乾可不可以？當然都可以啊！沒有那種非怎樣不可的事情，只有誤以為非怎樣不可的人。會讓你焦慮、急躁、憤怒、不滿的過敏原，你不用每次都把自己暴露在其中。如此為難自己，那才是真的不可以！

#練習讚賞境遇，改變心情

如果總是知道明天會如何，那我們可能都會無聊到活不下去啦！因為種種原因和機緣促成，境遇，該你遇就會遇上。嘗試去改變境遇，是有可能的，但往往得花上很大的功夫和精神，方方面面都顧到。我通常都只挑一兩個最重要的，去營造去維持。其他的，就放手不管，隨它放馬過來，要放豬過來也沒關係。

改變外境很耗費能量，好在，改變心情，頗為節能，常常練習，一瞬間搞定。譬如你要到北歐出差，冷到靠北靠南，心裡忍不住咒罵主管，幹嘛派我來這兒受苦，真是衰透了。境遇在那，苦寒之地反正不可能一秒變成熱帶度假村，這時，你可以幽自己一默，冷到鼻涕都成冰柱了，省了擤省了紙，直接一彈就掉，哈哈。或者是，暴風雪中斷交通，不用去開會，賺到一天假，那我就不客氣收下了，呵呵。到通訊不好的地方，再急的事都得緩緩，換個角度想，這豈不是很輕鬆？到抱怨氛圍濃厚的環境，你發現，原來這世間還有這麼多種形式的苦啊，真是大開眼界。到超冷超熱超乾超濕的地區，體驗大千世界的多元，身體或許不適應，但心裡不覺得苦，反而覺得有意思的人，你就幫自己收穫了一個坦然自在。

不生氣字典

見

第一最好不相見，如此便可不相戀。第二最好不相知，如此便可不相思。然則不戀又不思，年月無聊誰寫詩？總盼見過還遇過，才將生活熬成詩。

33 每一個生氣的時刻，都是啟迪洞見的寶貴時刻

沒經過訓練的人心，偏好安逸，不喜歡世事無常。在必須做出改變的當下，面臨真相跟自己認知不同的時候，無法理解他人或無法讓他人理解自己的時候，小脾氣就來了。覺得真麻煩耶、好討厭喔、到底是要怎樣啦……很多的不順、很多的煩惱，跟著冒出來。要知道，對暫時無能為力的自己或他人生氣，是完全沒有必要的事情！真正能讓你從中獲得利益的反應，是在每一個不安、感到麻煩或憤怒的時刻，去訓練自己超脫表相、觸及實相，更有洞見地去覺察和體悟。

看還要訓練？有眼睛不就都會看？當然要訓練！帶有偏見的心、透過帶有偏見的眼，看上去，什麼都扭曲不實、虛妄不實。如果再加上恐懼、憤怒、不安、嫉妒、憎恨，亂上添亂，事實不但扭曲，恐怕還會變色，變得更加難以辨認。所幸，我們天生即偕帶足夠我們去理解人事

物本質的真如智慧，校正投影後的誤差、除去心的偏見、拓寬狹隘的視角、抹除對理解事實無益的紛雜情緒干擾，那麼，實相、以本質呈現的上界，將迎接你的來訪。不同的人，能在其中發現不同的美好，而把這些好的體驗逐一累積起來，我們能在現世建構出一個相當適宜人居的良善之地。

在一小塊充滿侷限的地方裡生悶氣、懷抱許多不滿，做困獸之鬥，即便再頑強再有力氣，也還是一頭困在絕境中的猛獸。自己來改寫自己的格局與命運。若你將每一個生氣的時刻，昇華為磨練洞見的時刻，去為自己開疆闢土、卸下偏見，你宛如為自己脫下一副覆滿灰塵、帶著裂痕的有色眼鏡，是你自己，幫自己拓展了理解的疆域，同時間避免自己成為錯誤認知的囚徒。這一週，下面五個方法學起來，磨練洞見自己來：

#從外部環境著手，幫自心開疆闢土

科學家研究發現，當人閉眼或處於寬闊環境、挑高天花板的空間，對銳化洞察力有著良性的影響。而在有壓迫感的天花板下，狹窄的走廊、隧道中，或待在沒有窗戶的辦公室裡，則帶來反效果。我覺得真的是這樣。當我徜徉於大自然懷抱中，在森林裡或海邊散步時，常享受到靈光乍現的美好。而在窗外綠意盎然的診間裡，我更能理解病人的處境，不只洞察力，就連同理心與慈悲心也都運作得比較順暢。想讓心靈接天線的時候，別把自己放在小格子裡，到寬闊的地方去，訊號更強。

#理解傲慢出於無知、自信源於有知

自信跟自傲的差別，在於無知與否。你去觀察身邊那些最驕傲自大、瞧不起別人的人，是不是都存有某種程度的白癡？再去看看那些最謙遜客氣、能力很強的人，是不是都常與善慧同行？

當你太過確信某件事、太過認同某人說的單一觀點時，應當有所警惕，「真的是這樣嗎？」先問自己這一句，接著重啟慧眼再看一次，這次可能會有另一番不同見解。偏見、愛我執、固執己見，都是誤以為只有一種。「真的是這樣嗎？」當能換位思考、能看出更多種可能性時，你就從侷限狹隘轉向寬廣無限。

#獨自一人在某一個空間，純粹聆聽

現今很多人皆處於交感神經過度亢奮的狀態，喋喋不休、叨叨絮絮一直講的人，我們幾乎每天都會遇到。即便不在同一個頻道上，一群人還是能各說各話聊個沒完，看上去像是在對話，實則沒有在討論同一件事情。沒有結論、沒有結果，一點都不奇怪。聆聽力跟專注力是新時代的決勝能力。要訓練這兩力，你可以找一個喜歡的空間獨處，完全不出聲，把自己放到最小，全然去接收身旁所有環境音，你能辨識出多少種呢？出色的編曲家甚至能將工業噪音製成音樂旋律，我們沒有那麼厲害沒關係，靜靜聽、靜靜練，心的感知會越來越細膩，往後，連弦外之音都能被你給聽出來。

#在散步途中，找出一百樣紅色物件

修習正念有許多種練習模式，不一定每次都只能坐在那邊數呼吸。你也可改在每天散步途中，數一數你看到多少紅色的物件。從一數到一百就算完成。隔天還可以換其他顏色，黃色、綠色、粉紅色，視你心情而定。在練習過程中，你的視線將投注到以往忽略的角落。這對開發洞察力是很好的訓練，以後看事情，什麼線索、什麼蛛絲馬跡都逃不過你的「偵探眼」。

#萬事萬物相關，沒有一個單一原因

誤以為某結果，是由某單一原因所造成的，這讓人平白蒙受許多不必要的苦。當人誤以為只有單一原因，用盡全力去處理這單一因試圖改變結果，徒勞無功時肯定會特別不開心。以慢

性病為例，並不是因為你愛生氣所以你高血壓，也沒有說光因為飲食無度、無所節制就直接變成糖尿病。慢性疲勞、慢性發炎、自律神經失調……也都一樣，皆非由單一因所造成。把危險因子一一剔除，才是正解。更多排除致病因子、維持健康的方法，我會在我的臉書跟 YouTube 持續更新，歡迎關注。

不生氣字典 真

世間一切相，恰似水中月，非真亦非假。水月、鏡像、海市蜃樓，存於上界不是假、現於眼前不盡真。

34 做對這五件事，安頓心靈無事生嗔心

一開始要訓練自己完全不起嗔心，還真不容易。玄幻劇演得比較誇張，修士不修煉都沒事，一修煉什麼妖魔鬼怪都趕著來湊熱鬧來討皮癢。不過不用緊張，先說喔，當你在重塑思維迴路、優化自己的同時，一定也會有改變自己的「不適感」出現。

就像有人不讀不唸都沒事，一翻開經書、一持咒就犯睏狂打哈欠，想要靜心打坐反而妄念紛飛，剛興起修煉「不生氣」的念頭，反而更多令人生氣的狀況接二連三跑出來。我認為東方醫學體系裡的「不起眩瞑，症狀不癒」這一個概念，特別能說明這類的狀況。換成西醫來說，則是「好轉反應」。看似病情加重，實則為身體恢復健康的過程，特別是生理功能鈍化、從沒做過排毒的人，好轉反應往往格外明顯。在幫自己排除內心的嗔毒時，出現些許「不適感」，即是你正在復原、正在精進的證明，莫急莫慌莫害怕，此時應該繼續排毒，勿叫信心退轉。讀

經、持咒也都一樣，繼續堅持下去就對了！撐過愛睏期，就能進到下一個智慧更為清明的階段。

話說神人發誓再也不生氣，一次就成功，而我們凡夫，能從大怒降到小怒，從小怒降到小小怒，若能再降至無怒，那就是賺到了！只要心裡願意去減輕嗔毒的傷害，願意一次次去減低怒的程度，心裡無事無傷，達到這樣的境界只是早晚而已。五個降嗔火祕方，下面一一說明。

#無可避免與討厭鬼碰面時，只給予最低限度的關注

人生八苦中，有一種「怨憎會苦」，意思是你必須和你不喜歡的人狹路相逢並且共處。我們西藏人應對的方法比較有趣，會把他視為珍寶，趁機修煉忍辱和靜心，或是把他拿來做為訓練同理心的對象。觀察到，對方也是有自己的煩惱與無知的地方，才會這般機車。

若你現階段很難視討厭鬼為黃金鑽石，那至少，別把大部分的關注放在他身上。假設你今天買了一輛保時捷，你可能會發現路上已經有好多人在開保時捷。但如果你什麼車都不認得，有多少保時捷還是特斯拉，那都跟你無關了。最低限度的關注是多低呢？大約是討厭鬼萬一要衝過來咬你一口的時候，你能發現能閃過，這樣就可以了。巨細靡遺抓著「討厭」不放，討厭的感覺將不斷膨脹，令人窒息，這樣就真的很討厭了。

#把頭稍微偏向一邊，觀想閒言惡語的箭朝後頭飛去

直接被箭射到，那一定很痛，箭傷放在心上，更是久久難癒。所以最好的做法是，一開始就不要被射到啊！必須挨罵或待在有人會冷嘲熱諷的場合時，稍微把頭偏向一側，帶刺的言語從耳邊射過，你似乎有在聽，但其實沒有聽進去。大約像是《駭客任務》的尼歐，對著射過來的子彈左閃右閃這樣敏捷帥氣。電影是電影，現實生活中我們不用像尼歐還要下腰耍帥，小心閃到腰，稍微把頭偏向一側就可以。既然人家都好意思講屁話，我們把它當耳邊風也不用不好意思。

#不主動攀緣，幫別人煩惱事實上也沒有真的幫到忙

人世間大小事大抵可分為兩種，一種是關我屁事，另一種是關你屁事。舉一個我常常在講的例子：看政論節目。我當學生時看著看著也會氣憤起來，還跟室友吵起來，爭論爭辯得好像真有那麼一回事。現在回頭看，當初爭的那些，其實都不關我屁事啊！在我還沒拿到台灣身分證前，我甚至還沒有投票權咧！誰真正聰明、誰沒有操守、誰施政糊塗、誰又怎樣怎樣，我吵贏了辯輸了，其實也不會怎樣。只是白白浪費了口水和時間。人世間煩惱多如繁星，你幫著生氣、幫著哭、幫著笑，其實也沒有真的幫上忙。反令自己心跳血壓七上八下，對維持身心平衡

毫無利益可言。

#即便自己有道理，也不用這個理去攻擊或貶低他人

我的師父提醒我，學得多，多多益善，但要用在對的地方，不是拿所學去貶低他人或瞧不起、使人難堪。如果是這樣，那還不如不學。以前我「理直氣壯」很會辯，聽從老師教誨後，改成「理直氣和」。好處是，我的心裡輕鬆，我身邊的人也愉快。去嘲笑豬聽不懂相對論的人，才是真的好傻好天真呢！

#與人相處又不是在回答考題，幹嘛乖乖一問一答？

之前有人留言問，「遇到出言不遜、老愛問些尷尬問題的人該如何與他相處？」你管他媽嫁給誰，人家都好意思不禮貌，你又何必不好意思不回答？大概是我們從小考試太多、回答試卷太多、面試太多，一被點名不回答好像哪裡怪怪的，被「有問必答」制約。還好已經畢業了，現在如果有人問問題沒問到你心坎裡，或壓根沒問對，你可以沉默微笑以對，也可以幽他一默，但就是不可以生氣。因為人家考卷沒出好，你就生氣？不可以這樣欺負自己喔！

不生氣字典

閒

深信高禪知此意，閒行閒坐任榮枯。寂靜無為挺好，光芒萬丈不差，任瀟灑任燦爛，且坐且看。都可以，都沒有不好。

35

轉運二不一沒有，沒有反應不生氣也不烙記

想轉運開運，第一孝敬父母，第二不亂生氣。曾有人問我，「我做到流汗爸媽嫌到流涎，是要怎樣孝順啦？」我說，「做你可以做、歡喜做的，至於長輩如何挑剔嫌棄，那是他的看法。」我們守好本心、調伏心猿意馬已經花很多功夫了，他人的看法、出於他心的投射，我們實在沒空管也管不了。父母、師長、長官跟古代天的概念很類似，很多時候我們得看著老天辦事，比方說晴耕雨讀。無奈天常變天意難測，時有不可抗力之因，會影響到我們的心情、工作與生活，如大雪、強颱、龍捲風。硬著脾氣去對抗，結局不一定如你意，但過程肯定相當費力。

與長輩的應對，很大一部分反映出你將如何處理「不可抗力之因」，若你趁機培養出高情商、高靈商，你是在你基因裡烙下福氣。闖蕩江湖，不管是創業還是上班，當別人對無可奈何之事還在憤憤不平時，你卻已經輕輕鬆鬆跨過、舒舒坦坦放下，這就是你的福氣。

眞正的有錢人，你很少會看到他們生氣

仇富的酸民看到別人大成功，會說「哼，運氣好而已啦！」、「什麼事業成功，還不是祖上積德才能這麼順風順水。」、「我只是欠栽培，不然吼，我也能如何如何……」其實酸民也說對了一部分。享豐足的人確實運氣好。但這運氣並非憑空掉下來，而是自己積來的。祖上積德積福也是事實，但享豐足之人與匱乏之人最大的差別在於能不能守！像「一怒火燒功德林」這樣的自毀行為，有福之人皆避之唯恐不及。當我快要生氣時，我都會想起「一念嗔心起，百萬障門開」這句經文，「百萬障門開」肯定很衰、什麼妖魔鬼怪都來亂，好恐怖呦。何不改障礙為入帳？變成「百萬帳門開」，好像經常都有一百萬匯進來這樣，轉憂為福，天天開出好運，那多開心啊！

讓福澤天天入帳，請記得這個二不一沒有：「沒有反應不生氣也不烙記。」拒絕惡業烙記（Imprint）的祕訣是：不理它、不作反應。用現在年輕人的話來說，就是「我也只是笑笑而已」。這也正是我的傳家寶「他人之惡，不上我心」的真義。如果今天有人很壞故意要弄你搞你詛咒你，怎樣讓詛咒失效、惡意返還？答案是「不接招不反應」。譬如詐騙包裹，裡頭故意裝一些垃圾，上頭寫你的名字，訛你家人貨到付款，很多人都被騙到。遇到這種，不理他、不

接招、不反應，那苦果，就彈回去發貨方自己承擔。這就是詛咒反噬的原理。

不作反應其實一點都不容易，「沒有反應不生氣也不烙記」是一種需要經過練習才能解鎖的超能力。下面五個錦囊先收好，在你煉心路上或許能派上用場。

#不計較不爭寵不再隨便哇哇叫

在職場或家裡，只要你不是一人公司或獨生子，一定會遇到比較、較量。這時候千萬別比、別計較為什麼哥哥拿到的梨子比較大這種事情。省下哇哇叫的時間，把自己的能量保護好、能力培養好。沒時間哇哇叫，才有時間耕耘福田。到時候長出來的，可就不只一顆梨子那麼簡單。

#並非所有人言你都要有所畏懼

「關你屁事」，如果你心裡這樣說，表示此人在這件事上，屬於無關緊要的人，既是如此，不管他是熱心幫著出意見，還是醜著臉唱衰你，都不用在意。一如往常，你優雅、你給他一個尷尬又不失禮貌的微笑便已足夠，不能再多。

#隨順因緣的你其實節省了時間

有人對於「無緣」的人事物特別放不下，有人則對於「被對方拒絕」感到很受傷。何不這樣想？「所幸，我們都沒有浪費彼此的時間。」省下的時間正好拿來跟有緣人／寵物做快樂事，豈不是更棒？不比吸貓擼狗更重要的，自己閃了一邊去，豈不是正好？

#不認同的事情拒絕也沒有關係

現在很流行斜槓，培養多項技能，兼顧興趣與收入。但若對「每件事」都付出精力、一一回應，深怕錯失機會，很容易使自己過勞。就像去飯店吃吃到飽，堅持每一道都要吃到的人，最後就吐了……會吐其實也還好，莫名其妙吃胖了那才是冤枉啊！

#不填滿反而令真正重要的顯化

歷經戰爭疫情通膨，我們已學會最低限度過生活。什麼在我生命中是真正重要的？相信很多人都有了答案，特別是經歷過生離死別的人。從前歌手唱著「年輕不要留白」，所以大學時你硬報了十個社團。現在，你已經明白自己真正的想望，刪掉多餘的九個，最珍貴的那個，你把時間精力都託付予它。

不生氣字典

知

不學趙州茶，不仿臨濟喝，不添拾得足，不饒豐干舌。人貴自知，因果自知，取捨自知，你已然知曉世間最美的活法！

36 不畏浮雲遮望眼，只緣身在最高層

回顧年初。二〇二三年的元旦曙光沒輕易示人，全台平地的賞日出景點，幾乎都槓龜，下雨的下雨、陰天的陰天。有人開車往山上去，本以為能迎接萬丈光芒，無奈還是賞了個寂寞。在地球這顆有趣的星球上，看到的不一定是真的，而沒看到的，並不代表它不存在。小山上看不見的日光，在玉山可是一點都不吝嗇。勇腳們直接忽略壞天氣，越過層層浮雲，讓高海拔山頂金燦燦的陽光為自己加持了一年份的好心情。王安石詩句：「不畏浮雲遮望眼，只緣身在最高層。」形容得很是貼切。

古代文人口裡的「浮雲蔽日」，經常是在暗喻邪見遮蔽正見、掩蓋真相。身在浮雲中，很多人因此迷亂、因此憤慨、因此失志、因此憂心忡忡。然而這些迷亂、憤慨、失志與憂心忡忡，其實都有辦法略過。我們又不是茶樹，幹嘛成天泡在雲裡？再多登幾層樓、再多上升一些

高度，哪怕雲層再厚，也都只能成為旭日的陪襯。

別讓過去那個卡在浮雲中氣噗噗、所願不遂、不甘願的自己，耽誤了未來的你賞日出的良辰。這一週，我們繼續來善養慧命，請跟我一起這樣做：

#接受大自然全方位療癒

每天讓自己浸泡在紛擾俗事中，甚煩，一不小心還容易失去對人生的熱情，不想出外打拚，只想在家躺平。出現這樣的症狀，回歸自然是最快的淨化方式。頭上我們需要陽光曬一曬，腳下需要脫去鞋襪接地氣、平衡電磁場。聽雨聽流水、大口吸入芬多精，藉此活化細胞、消除疲勞、提高免疫功能。目前尚無任何一種特效藥，能為我們的身心帶來如此全方位的益處。

親近大自然雖是老生常談，但老生要是不談，還怕你我健忘。一週一次、一個月一次，愛車愛狗尚且會送洗送保養，我們這副要用幾十年的身軀當然也不好對他不管不顧。愛自己，一定要養成定期保養身心的習慣，像幫植物澆水那樣，像照料愛車和小狗那樣。特別是在感覺運勢閉塞，好運都沒站在自己這邊的時候，去看盛開的樹花，去讚嘆去欣賞，是我的開運小祕方。

#善用正姿幫助正念升起

唉聲嘆氣、喪氣的人，你看他臉垂、身也垂，看久了，似乎自己也跟著虛弱了起來。歡喜的人，你看他胸膛挺、脊柱也挺，步伐輕快，臉上自然掛著笑，看著看著，自己也感染到開心。不管是禪坐還是禪行，一個端正優良挺拔的姿勢，不但讓我們肉身比較不容易疲乏，對於正念的升起，同樣好處多多。

人不是老了才拖著腳走路、步履蹣跚，而是因為從年輕時就沒有養成好的走路習慣，才比同年齡層的人更快出現老態。主要是肌力的問題、習慣問題。會保養的老人家，比方說我老媽，每天上山去拜拜，走起山路來如履平地，穩得很。大家別被朱自清老爸蹣跚撿橘子那一幕給蒙了。不是所有老人都佝僂，正確使用肌肉，保肌肉量保老本，老來蒼勁如松，老練又剛勁的那種帥氣，初出茅廬的娃娃根本沒法比。

#芝麻綠豆的小事省得吵

清官不斷家務事，不是清官不夠聰明不會判斷，只是，懶得去理會這種芝麻綠豆五穀雜糧少一顆、多一粒的爭端。有人煮飯會算自己洗了幾粒米嗎？應該沒有那麼閒吧！伴侶、長輩、孩子的大大小小事，不比繁星少，就好比那米粒，你今天一條條一粒粒清算，那也是累到自己、氣到自己。人因為長期生氣、不悅而經常使用到臉上某些肌肉，它們會有記憶、會有一個慣性也會定型，使人即便在平靜時，也掛了一張憤怒臉、難搞臉或鬱悶臉在自己臉上。相由心生，便是這樣生出來的。

所以我平常都儘量用笑容，去鍛煉我的蘋果肌。人到了六七十歲，靠的不是玻尿酸還是什麼肉毒桿菌在撐，填充物效果有限，自己練出來、笑出來的小肌肉，才最可靠。拉提效果一級棒。升起負面的怒氣、脾氣，傷心又傷臉，不如以暖心柔軟語代替傷人刀劍語，用利他之心，取代愛我執之心。心裡有太陽、臉上有容光，這才叫一個活得漂亮！

不生氣字典 明

迷亂步塵間，浮雲常蔽日。明心自性現，智如日、慧如月，智慧常明。

37 恢復感知幸福的能力，隨時隨地宛如置身天堂

去寺廟拜拜，有人求智慧、有人求健康，還有一些人求的是幸福。誒，先等等，這犯了一個邏輯上的謬誤，智慧、健康以及幸福，不用求，事實上也求不來，因為這些，你本來就有。本來就有的東西，不用求不用買，自己家裡翻一翻，找著了、用上了，人就開心了，就這麼簡單。

嘴巴上說說簡單，真要從茫茫心海中翻找出幸福，很多人都覺得像是在大海裡撈針、談何容易。要知道，感知幸福的能力跟我們身上的肌力一樣，久不用就會退化、鈍化。最慘的狀況是完全與幸福絕緣、與快樂絕緣，對批評、八卦、仇恨言論反而很感興趣，耳濡目染之下自己口出惡言，自己可能都沒有意識到。養成這樣的習氣，別說眾叛親離了，惡惡相近，無形中吸引了跟自己相同頻率的人事物靠近，那日子會過得舒心爽快嗎？恐怕很難。

去佛寺拜拜祈福的眞正意義是觀摩前輩

求神佛菩薩求的是一個學習的對象、求的是請前輩見證自己的努力、求大師為自己的悔改懺悔與重新守戒作個見證、求的是希望自己能向良善靠攏。我不會求神仙帶我飛，我求的是自己正能量的提升，祈願以自己的善，吸引更多的善來到身邊，逐漸開啟智慧、逐漸恢復感知幸福的能力，求的是這些。這才是真正的加持。加持不是說把什麼靈力一掌拍到你身上，你馬上就能御劍飛行，或是送你什麼五彩寶石，你彈一下手指敵人就通通消失，那是科幻電影才有這樣演的啦！

我認為健康是人類最初始、最自然的存在狀態，而幸福也是。它一直都在，幸福程度的高低，由我們心裡內建的「傳感器」靈敏度來決定。偶爾覺得有點厭世，覺得人生沒什麼可開心的，沒什麼值得慶祝的，若出現任何一點點這類的想法，請立即重新調校你心之傳感器的靈敏度，把感知幸福快樂的能力，重新拿回來。這一週，我們一起來恢復下面三種力：

#藉由無所求的利他，恢復快樂力

先說喔，要是你期待了貓的報恩、豬的報恩，所以才做的利他，那個他不一定會被你利到，但你肯定會失望！最怕就是經常性所願不遂，日積月累，積怨積恨成乳岩（胸部腫瘤），那就本末倒置了。純粹的利他，如春雨潤物細無聲，天公伯幫小花小草小樹都澆了水，天公伯不會叫你來看，不會要你掌聲鼓勵，潤了就潤了，潤完收工。船過水無痕，受施的一方輕鬆，自己也沒有牽掛。這樣才好。

事實上，利他本身即為一種對自心的訓練，有練一定獲益，根本就不需要去和接受者討什麼回報啊！透過利他，我們能很好地破除「物執」和「愛我執」的絕緣干擾，能夠更順利地恢復對快樂的感知能力。這也正好可以解釋，為什麼西方學者經常得出「利他者占有更多的健康優勢」、「施予者比受贈者的快樂指數更高」這類的研究結論。

#立即終止迷亂循環，恢復自潔力

何處天堂、哪裡又是地獄？在我看來，天堂不在上面，地獄也不在下面，都不是指涉一個地方，而是一種境地。倘若心存敵意、眼中盡是偏見，老覺得有人要騙你害你負你，相當於把自己置於地獄情境中，苦不堪言那是自然。

貪心、嗔恨、無知，是地獄之門的密碼。而知止、慈悲、智慧，則替我們搭好通往天堂的階梯。知止意思是約束激情、有所不為，慈悲是為人為己升起快樂、拔除痛苦之心，智慧是洞察真相的真如智慧。常用後三者潔淨自心，你的幸福國度輪廓，將越來越清晰。

#一切都是最好安排，恢復感恩力

很多來我診所的企業家都不會笑，請他們回想近一兩週遇到的快樂事情，也講不出來。從小被灌輸要努力向上努力賺錢，賺是賺到了，但然後呢？錢賺那麼多，卻完全沒感到自己的人生賺到、值了，這一切努力，究竟為哪樁？究竟為誰辛苦為誰忙？

我在《不生病的藏傳煉心術》一書中曾寫過這段「幸福手抄」：我之所以在這裡絕非偶然，為了你、為了愛、為了愛自己、為了愛彼此。

在我眼裡，每個人都像是乘願而來的菩薩，為了助他人離苦得樂，不怕深入險境探索痛苦與苦難的本質。結果你沒碰上菩薩，反而遇到很多「乘怨」而來的機車鬼嗎？不是啦，他們很可能是你的忍辱教官喔！來助你修煉的。公司裁員我，是在催我展露其他天賦了。某人拒絕我，那很好啊，我們都沒有浪費彼此的時間。健康檢查紅字嚇到我，是在提醒我要用更好的方式來照料自己。若對逆境逆緣都能謝上兩句，你會發現所謂的「逆增上緣」，它其實也是來成就我們的一種奇妙緣份。

當快樂力、自潔力、感恩力這三種力量逐漸回到你手上，那還求什麼上天堂？你根本已經置身其中！

不生氣字典

心

莫從身外求神仙，莫入詭境修幻術，且邀如來心上坐、真如慧性心自留。

38

靈商再進化，當自己心之園地的設計師

將時間與機會留給真正重要的人，方對得起當初的萍水相逢，亦對得住日後的終須離散。時間有限、精神寶貴，給錯了人，怎麼給，給多給少，都是蹉跎。

不是真正重要的人事物，請別上心。透過重新規劃心之園地的配置空間，你可以決定在這種蘋果，在那邊養雪梨，就是不替自己埋下任何「貧果」與「惡果」。選對種子，我們定能收穫愉快。正式升級為一個不輕易受煩惱擺布的人，靈性智商再進化，這一週，下面五個想，一起來想一想：

#天若降雪，那就去剷雪吧

「問君能有幾副肝，恰似一串鞭炮爆不完。」造成慢性疲勞的原因之一，「慢性壓力症候群」不只讓你累、讓你心情差，還有可能損害心智能力。從現在開始養成不易失智的心性，正是好時機。我前面有說過，長輩長官類似天的概念，很多時候無法違逆也不可抗力。若一開始選擇抗拒、逃避，日後反而要花兩份工在同一件事情上，極為不划算。一份工是應對之工，一份工是抗拒之工。

天要下雪、河水要暴漲，該剷雪剷雪、該堆沙包堆沙包，能處理的事情及時處理，處理完清清爽爽。少了壓力堆積在心頭，不只身體健康，卸下壓力背包再出發，無論之後你想做什麼事，都更能盡興。

#沒經歷過，怎能任意點評

這人很敗家、那人很奸詐、某某人超級無情……網路上有許多論壇，給人爆料和抱怨用的，底下網友七嘴八舌百家爭鳴，常常比原本發布這篇文章的人還要興奮，宛如聞到血腥味的鯊魚，咬起「惡人」來絲毫不嘴軟。養成如此「嗜殺」的習氣，先別說會如何干擾到自己的臨終一念，至少，在現世的身心靈表現上，肯定是負面影響。

殊不知，被罵「無情」的某某人，因為人家有老婆了嘛，對投懷送抱的女孩子無情，這沒毛病啊！就算那人真的很怎樣，也是因為有許許多多的「因」所造成的。並非單一因能決定。

若我也在那樣的狀況下成長，說不定我也會很白癡、很沒有理智。我沒有經歷過別人的人生，也不知道他之前發生過什麼，僅抓著一個時間切面去評論，見樹不見林，對誰都不公平。

#負面心行為毒，拒絕服毒

討厭人、恨人、不喜歡誰的時候，你開心嗎？應該沒有人會笑咪咪地說，你好討厭喔！如果有，那是打情罵俏，是情趣不是負面情緒。所謂的負面心行，是讓自己不快樂、不舒服的一種毒性行為。對對方影響很小，甚至沒有影響，主要傷害到的是自身。

有人在你面前耍白癡、展現人類愚昧的極限，耍白癡的那人自己還挺樂的，你看不下去、你生氣氣，如同給自己喝下毒藥。憑什麼別人耍白癡，自己卻慘遭毒害？還是自己給自己下的毒喲！都說樹大必有枯枝，人多必有白癡，若每遇到一個白癡，都要喝一次毒，肯定很快喝掛。心念一轉，從本來一天生氣十次，降為五次、降為一兩次，再降到每週一次，逐漸遞減，這樣就很好。

#處於優勢位時，更應謙遜

人人時運不同、際遇不同，有時你高我低，有時我高你低，但在本質上，只有無常，並無高低。若麥克風剛好輪到你手上，你可以大聲的時候，不妨說幾句柔軟語、唱幾首好歌，或講一些幽默的笑話都可以，就是別頤指氣使、高高在上的樣子。

自以為比較厲害，這是一種錯覺喔！當人處於優勢位時，收禮多、收到的讚美多，很容易產生這種錯覺。當錯覺勢力大到壓過「正覺」，人就變白癡了，眼裡只有過度膨脹的自己，什麼真理真相都看不見，變成真正的無明。智如日、慧如月，日裡行走沒有太陽，夜裡行走沒有月光，那真的很容易跌倒啊！

#解讀世界，少用負面評語

同一塊石頭。衰小的人不小心踢到，罵了它是塊絆腳石，一般人看它普普通通沒多大興趣，於是繞了過去。充滿生活智慧的鄉間阿嬤，看它可愛，撿回家當門擋，好用又耐用，只是不小心踢到的時候腳會有點痛痛。唯有高人發現此乃一塊不可多得的稀世翡翠原石，拿去請人加工，最終得到一塊傳家美玉。同一個世間，如果說你的評價能決定它的樣貌，你更願意怎麼看？願你常常能看出它可愛可貴、可喜可賀、可圈可點的那一面，並經常以感謝的方式，解讀自己的一切境與遇。

不生氣字典

省

勿道他人短與長，嘴來嘴去全遭殃。但省自身短與長，顧裡顧外福壽長。

39 升等「超新心」更有彈性更懂復原，從厭世中轉回

討厭的人不會明天馬上變可愛，機車的親友更不會突然改開飛機，那惡劣的狀態永遠都可能再創新低點。然而真正能令自己雪上加霜，慘還要更慘的，卻只有自己。所幸，讓自己雪中有炭、雨天有傘，每每順利從逆境中轉回的，也是同一個自己。

當生存越來越挑戰、困難問題越來越棘手，憤怒心不但完全沒屁用還常常幫倒忙，這時候，你我都需要一顆「超新心」。超新心是什麼呢？是一顆在短時間內迅速訓練起來，升級到貴族等級的智慧之心。這樣的心擁有三個特色，第一「有彈性」，第二「有韌性」，第三「復原力極佳」。超新心運作起來，你能跳脫不利生的惡性循環、終結痛苦慣性，並從自己心中將良善之境超展開。善善相近，你自帶貴族風範、靈商極高，來到你身邊的人，自然也很容易將他們最好的一面，表現出來。

具體來說這顆「超新心」是怎麼運作的？下面舉幾個例子來說明：

#善於接受，勇於承擔

很多讓我們有不適感的人事物，為什麼我們還要跟他糾纏沾黏？叫你離他遠一點，你願意嗎？恐怕大部分人還「捨不得」不去受這苦。好吧，既然有這樣奇妙的緣分，不妨就按照高人指點的來辦：面對他、接受他、處理他、放下他。早接受早處理，才能更快放下。在你果斷接受現況時，你就比那些不情不願的人更早一步跑出去找到生路。跑遠了，回頭看看那些深陷泥淖中的人們，宛如看到從前的自己，心中一方面慶幸卻又充滿悲憫。

#無關智商，靈商致勝

同樣都是不容易，遇到了，有人一蹶不振，有人卻一飛衝天，差別不在智商，也不在情商，關鍵在於你的靈商。我讓大家煉出的超新心，就是一顆高靈商的心。超新心很會寫劇本，無聊的事在它筆下都變成有意思的事。一般人覺得很衰的境遇經它重新詮釋，總是充滿趣味與生機。想讓一個天堂一般的境界以你為中心點大範圍向外展開，至少，你得知道怎樣描述天堂吧！把罵罵咧咧的刪掉、自卑自憐自暴自棄的刪掉、怨天怨地哀父叫母的通通刪掉，改加入一些開開心心的成分、自信自謙自足的態度，和一些謝天謝地謝東謝西謝南謝北的心意。漸漸地，你就把所有的不容易都變成營養劑，拿逆境來煉心境，常常這樣練，你不勝利誰勝利？自然是健康事業皆如意！

#看得清楚，懂得表達

當你的心是一顆超新心的時候，你將會對真相真理、真正的知識更感興趣一些。反之亦然，若你想好好培育這顆超新心，你可以把你的注意力轉往洞察前因後果上面，主動累積經驗和知識，並經常行萬里路，增長見聞見識。如果有人在你旁邊爭吵，不妨藉此觀察一下，雙方各有偏見各有執念，在沒確認過眼神之前，各有各的不了解不明白和不滿足，也可能是詞窮辭窘，不知如何好好說話、清楚表達。引以為鑑，每次自己因溝通不良快要爆炸時，馬上反應過來，應該去改善的是那個「接觸不良」，而非壓抑怒氣。不生氣的積極意義是懷抱清明的覺性，去改良、改善現狀，並非一味壓抑、隱忍。

#走過低谷，見過世面

當八萬四千種人性在你眼前緩緩浮現出來，你是感到好有趣啊！還是好生氣呢？之前有人問我，「親戚說話很失禮，我該如何應對？」失禮的是他又不是你，你大可選擇過上充滿詩意的人生啊！因此我最常開出的處方是我的傳家寶，「他人之惡，不上我心」。不過，誰說一病只有一藥能醫？面對令人驚奇驚嚇到咬手手的人性，「祝福自己成為一個見過世面的人」這個處方同樣也很好用。

我們來地球遊學一趟，機會難得，不趁機多看看多體驗，那多可惜！以前你用憎恨心去厭惡別人，宛如在給自己喝毒；從現在開始，你改用「超新心」去觀察去體驗，宛如在給自己吃補，補什麼？補我們的見識。當你能說出：「真是大開眼界，居然也有這樣子的喔！」、「這些事根本就沒有什麼啊！」的時候，我會豎起大拇指對你說：你果然是一個見過世面的人。真是太有智慧了！

不生氣字典

修

天地一禪床，何處不能息？見怪我不怪，見怪好可愛。

40 串習幸福力，讓好事一直來，順便預防失智擺脫焦慮

時不時都會想到一些不開心的事？遇到怪人鳥事很習慣直接罵出來？你認為自己沒有成功是因為環境或別人造成的？下雨的時候、天冷的時候、夜半三更你不知為何突然有股淡淡的哀傷？今日事今日畢，過了今日就不必，過去讓它過去，悲傷不複習。這週我們要來複習的是一些利生的好習慣，一次將健康、快樂、豐足通通串起來。

延長健康壽命、延長快樂時間、延長專注力與覺察力，我們都需要「串習」！串什麼呢？串一些好習慣與正向念頭，並且不斷重複再重複。為了把幸福刻進基因裡，我們不斷去訓練自己感知快樂的能力，不間斷從日常生活大小事中，發掘其美好可愛的一面。串著串著，把漂亮的寶珠一顆顆串起來，我們讓自己的生命閃閃發光。一起來看看如何做：

#利他行，真誠與人交往

哈佛大學研究社交與壽命之間的關聯，發現孤僻者與擁有知心好友的人相比，男性死亡率高出二點三倍，女性則高出二點八倍。另一份研究報告則指出，老年人若相信自己在危難時刻肯定會有親友伸出援手，僅僅在心裡存有這樣一個「相信」的正向信念，即對身心健康帶來相當有力的支持。

不帶目的性的良性社交，不是因為期待回報你才對別人好的這種交朋友，有助於催產素分泌。這種快樂荷爾蒙能為你帶來窩心、愉悅的感受，同時令你抗壓力大增。在催產素的影響下，你又更願意和他人親近，如此形成一個良性循環。我強力推薦「利他行」，站在對方的角度，去讓他活得更好，他好而你收穫健康，像這樣雙贏，多多益善。

#拒絕惡口成癮，懂欣賞

「批評」、「抱怨他人或環境」、「躲在鍵盤後在網上指指點點說三道四」為甲組。而「讚賞」、「激勵他人或群體」、「在現實生活中和志同道合的朋友合力完成一項頗具挑戰的任務」為乙組。你靜心感受一下當你看到這兩組文字時，心裡升起的感受為何？能將你導向幸福結局的，是令你心悅的乙組。不少腦科學專家都經常柔性勸導，想要預防失智、預防壓力荷爾蒙過度分泌、避免被上癮症操控身心，像是抱怨、說壞話這類的惡口習氣，最好都能戒掉。轉敵對仇恨為共好雙贏，轉對外抱怨為向內提升，請跟著我一起這樣轉，轉心轉念轉命運，我們一起讓每個世界都和平。

#善用正知正念益壽延年

血壓、血糖、膽固醇、身體質量指數（ＢＭＩ）數值都不理想的時候，除了優化生活型態，我認為還可以為自己多做一件事，那就是「正念與正知」的訓練！藉此遠離心血管疾病、腦中風的發病率與死亡率，效果不輸昂貴療程。當然啦，健康的人來練也是極好的。正知正念對於降低疼痛感、舒緩精神壓力、健全免疫機能、防治成癮行為、延長專注力覺察力，都有很好的助益。

「正知加正念」意思是：擁有正確的見解、觀念和知識，不放逸地守護好自心的真善美，並得到精純的快樂與放鬆體驗。當人正知正念全開時，不管自己在做什麼，都能清楚理解到自心受苦的因緣，與傲慢、嫉妒、攀比、憤怒、貪求有關。守好身口意，留意自己的話語、表情、行為、意念，甚至是姿態，力求正確、正向、樂觀，儘量不造成對他人的傷害。經常這樣練習，你不但幫自己延年益壽，另一方面，你應對自身煩惱的功力，也將大幅度提升。

#不光活著，還要活得好

不管是新年許願，還是去日本神社拜拜寫繪馬，不少人的願望是中樂透頭彩或中一個什麼千億元大獎，從此財富自由再也不用工作。但其實這樣一點都不健康！別誤以為啥事都不用做，人就會很高興。非也非也。美國學者在研究人瑞時赫然發現，早早退休躺平的這個族群，很多都高興不起來，因為他們經常面臨憂鬱症高、失智症高、關節炎高、糖尿病高等諸多高風險。

活得好、活得有貢獻、活得有精神，我覺得英國女王是一個很好的典範。伊莉莎白女王直到離世前兩天，都還在接見新首相、處理公務。真的很厲害。如果你現在每天都去上班、每天都外出去做些什麼，你應該要給自己一個大大的讚。常常想著自己的工作、自己的付出，是很有價值的，有人因為你而吃飽、有人因為你而享受便利、有人因為你而幸福，常常這樣想，不但常保心情愉快，還順便替自己降低了失智症與心因性憂鬱的風險。

不生氣字典 念

念念好念，日日好日。唯願從前念、今念及後念，念念不受驕狂染、不受癡愚縛、不受嗔怨毒。

41 不做無能為力的受氣包，做回有能為善的超值大禮包

生氣跟經常熬夜、壓力山大、日夜焦慮、胡亂減肥一樣，都容易讓我們的身體產生較多性質不穩定的自由基。人看著像是在對外發脾氣，砲轟的是他人，但事實上，憤怒者體內，亦如經過游離自由基狂轟亂炸般，損傷慘重。生氣是在發動一場人與人之間的戰爭，相戰相殺，即便戰贏，也輸了健康。所以凍齡美魔女、人瑞奶奶遇上沒有禮貌的人都會說：「我才不跟他一般見識，生氣容易長皺紋。」這話說得一點兒都沒錯。

智慧如你，早知道生氣特別傷身，特別容易催人老，所以特別會去避免。但硬壓下去的怒火，燜燒起來也夠嗆的了。如果你是按照章節順序看過來，練習不生氣應該也已經有些時日了，期間不知道有沒有「委屈」這個副作用跑出來？若有，下面不生氣不委屈的自救心法，一定要學起來。

#沒時間委屈吶，我還有更重要的事情要做

我打小離開家鄉，到尼泊爾、印度、德國、台灣求學。我一個外地人，初來乍到語言不通的時候，要算那「委屈」，肯定不會少。但我不算，別人看著苦，但我心裡其實一點都不苦，反倒還覺得格外幸運，能去這麼多國家，跟這麼多文化背景不同的人相處。心裡不苦，委屈便無法著陸、無處生根。

是說我好好香格里拉人間仙境不待，十萬八千里跑去外地幹啥？學習咩。我有一個以非藥物方法為人恢復健康的夢想，還有一個到世界各地傳揚佛法的想望。在這兩個甜甜的心意包裹下，那些酸的苦的澀澀的委屈，反倒為我增添了多層次的風味。只要願望夠甜，那還怕苦嗎？苦都怕了你。

#並非無能，只是不用出力，原來不關我事

你可以出力的事情，就不用擔心，好好出力，至於那些無法使上力的，不如早點回家洗洗睡，一樣還是不用擔心。八萬四千世間事，其中一定有一條與你有關。而剩下的八萬三千九百九十九件，那是別人的事，就別攬在身上瞎操心啦！萬一擋了他人的精進之路，那多不好意思啊。自己的功課自己做。別人的人生功課，他包紅包賄賂你，你也不要幫他做。

就像去看賽馬賽豬，你場邊吼吼喊喊加加油，可以了。人家賽的是馬，你人跟著下場跑什麼心酸？如果今天賽的是人，你人又剛好在賽事中，作為一名選手，更應該心無旁騖。場外奔來一條狗，你不要停下來，繼續跑自己的。狗子跑了一個寂寞，自動會哪涼快哪邊玩去，無須分神驅趕。

#想想那米粒，養你可不是叫你來白受氣的

我弟弟來台灣的時候，特別愛吃我們的白飯。菜都顧不上挾兩口，只是埋頭幹飯，吃得好像我們家鄉沒米似的。不管吃多還是吃少，白米、糙米、糯米、胚芽米……這一粒粒的，你我幾十年下來都吃了不知多少粒。粒粒皆辛苦啊！太陽在那照了一整個產季、灌溉水不知引了多少，稻米長得認真、農人種得更認真，運送的人、煮的人也都出了許多力，如果我們還吃得不香，豈不是很對不起這背後一長串的付出嗎？

天地為什麼養你、爸媽為什麼養你、你為什麼養自己？總不是為了養出一個受氣包吧！全是因為你的生命非常珍貴，所以天地人間才攜手養得你。趕快回憶起自己的出身，你的真實身分其實是一個有能力、能夠利益他人的超值大禮包。是時候發揮你的天賦、留下你對世間的回禮。但願無愧天地、無負今朝，無愧於心，無負於己。

何以憂又何以為懼？就連一粒米都不願辜負的你，無事可憂、無人可懼！

#打造感恩結界，煩惱免疫，負能量進不來

委曲求全，是一個成語也是一個妄念。本來就是完整、圓滿的，不是因為誰委屈，所以求來的。有趣的是，當人越想要靜心時，那妄念可是越發調皮大膽，像猴子一樣跳來跳去，還經常揪團一起來，生怕你還不夠煩。所以都不要練靜心了，這樣就都不會煩了？

靜心淨心，練還是要練的，但可以先練感恩冥想，把怨氣、委屈這些負能量淨化一下。你現在就可以試試看，在心裡感謝三件發生在自己身上的好事，用這個方法召喚虛空中的白光，讓正能量在周身形成一個溫暖安全的防護罩。衛氣滿盈，濁氣自清。

若不知從何感謝起，請掃描QR Code我有錄過一支「感恩冥想」教學影片，歡迎多加利用：

不生氣字典　棋

松下無人一局殘，千古輸贏下不完。世事如棋局局新，舊的沒完、新的還來，弈心無受勝負役，懶爭高下較錙銖，喜敗無嗔神仙羨。

42

不以苦為苦，真正快樂起來的基礎

提到「快樂」，幾乎所有生命都對它很有好感，應該沒有人會討厭「快樂」的吧？我們喜歡祝福他人快樂，也希望自己得到快樂。這一週來學一下，怎樣得到快樂，怎樣讓快樂長長久久。

得到快樂的第一個先決條件是：「不以苦為苦」。如果你心中有很多苦、很多酸楚，實在很難真正開心起來。不少人把快樂的幼苗種植在物質上面，去發展物質、金錢層面的東西，當你加薪、當你成功、當你擁有許多房產時，快樂當然會隨之而來。但比較麻煩的是，因為你以物質為土壤，當物質消散瓦解時，你種在上頭的快樂也將一併失去。得到、擁有一段時間、然後失去，尤令人倍感痛苦！還有一些人把快樂的幼苗種植在別人上面，去發展關係、去送禮討好、去束縛牽絆，這表面上看來跟利他很類似，但其實完全不是。「類利他」並非利他。當人家以你預期的方式回應你時，你當然會快樂、會感受到幸福。但比較麻煩的是，這個「別人」其實也跟「物質」一樣，有著無常的特性，當你的期待不如預期、所願不遂的時候，你發怒、你情緒勒索、你一哭二鬧三上吊，搞得對方七葷八素九歸天，最後沒有人得到快樂。你和別人一加一等於負二，雙輸啊這是。

倚仗外物外人所得到的快樂，終有消失的一天，不實在也不可靠。所幸，我們可以轉而向內尋找青鳥，從心靈層面去培養出易快樂體質、去恢復感知快樂的能力，這才是完全我們自己可以掌握的。若以心裡面感到快樂、以坦然自在為目標，那我們需要做的是經常整理心田。把誤以為「苦很苦」的這種雜草給拔掉。覺得苦不苦，方為人上人，怎樣把心裡苦當成元氣補？一起來看看：

#被同事忽視時，想到自己的福氣還在後頭

被當透明人，甚至是被敵視這樣的狀況，經常發生在空降主管身上。老闆重金請來比較會唸經的外來和尚，本地和尚當然會感到威脅、感到不平。「你憑什麼一來薪水就比我高」、「我都不跟你合作看你能弄出什麼名堂。」、「啊不是學歷高資歷強好棒棒，怎麼連這種小事還要我告訴你。」

像這樣被為難、啥事都動不了的處境，確實是苦啊！處境已艱難，若還覺得自己「虎落平陽被犬欺、龍游淺灘遭蝦戲」那便是處境苦、心境也苦，苦上加苦。因為自己享有比較多的福利，令旁人眼紅，這也是很正常。但一開始就擁有較優福利，是因為你值得、你厲害、你有潛力，永遠別忘記這一點！潛龍勿用養精蓄銳、見龍在田君子入世、飛龍在天實現天賦，看懂這個順序，那「處境苦」還苦嗎？你開始嘗出苦裡的甜，你聽見飛龍在天的前奏，你知道自己的福氣，還在後頭。

#請理解沒有那單一主宰，能讓你永遠痛苦

「因為某個總統很糟糕，所以我受苦，我只要把那人做掉，我就會快樂了。」以上，純粹是一個無知人的無理妄想。你明眼人你就知道，這哪有可能啦！關總統屁事，就算真與他有關，那也不全然是只因為他一人的緣故。造成我們痛苦或快樂的，不只有單一因，而是由許許多多條件和因緣所促成的結果。人如果執著於「自己的痛苦是由某人造成的」，那不只處境苦、心裡苦，你還容易因為積怨、埋怨、生氣，而衍生出身體上的疾病，造成身體苦。三重苦疊加起來，再強壯的人都要折損。

#思維苦的源頭是貪？是嗔？還是自己白癡？

若你今天嘗到任何一種形式的苦，請別輕易放過它！不妨趁此大好良機來排查心毒。如此一來，苦就不再單純只是苦，而是你的檢驗員。幫你檢查出自己「有漏」、有破綻的地方。檢查、排除會怎樣？你會越來越可愛、越來越強壯！貪的解藥是利他、自律、守戒、有所不為。嗔的解藥是安忍、忍辱、幽默感、同理心。癡的解藥是善養慧命、造善精進、開智慧長見識。而對貪嗔癡三者皆有療癒效果的是宇宙大藥——慈悲心。

同病異治，同一種病、同一種心毒，有許許多多不同的解法、解藥。我這邊寫的是我自己常用的，希望也對你有用。

不生氣字典　飲

幾盞瓊漿醉他鄉，塵寰俗事皆可忘，暫就南島賒月色，天地同飲一杯酒。酒本身就只是酒，是苦酒抑或佳釀，全在喝的人嘴裡，說什麼就是什麼。

43 學會這樣問心，讓你煩惱和氣噗噗的那些事，通通有解

古代人有事，喜歡去廟裡去尋高人問事；現代人有事，問 Google 問 ChatGPT（人工智慧聊天機器人），還愛往論壇、群組、朋友圈裡去丟問題。問流年、問失物、問攻略、問哪裡有好吃好玩的，一般都能得到不錯的答案。但很多真正重要的事情、我們真正需要的人生答案，卻沒有人能告訴你，向外求，是求不到的。唯有你親自展開一場向內心深處的遠遊，才能真正把無解化為無盡解。棘手的問題並非沒有解答，而是沒問對人、沒問對問題，問天問地你都不滿意的時候，不如問自心。我常說，「一個人最大的不幸，是他不愛他自己。」怎樣叫不愛？對於自己的真心實意，不聞不問不理睬，這就是一種不愛。

透過問心，跨出他人為你設定好的框架，你真的可以活成自己喜歡的樣子。這一週請利用以下十個問題，與本心進行一場深度對話，問心問得好，相當於在重新校正自己的生命軌跡。生命長也好、短也罷，無愧此生，即為圓滿。

第一問：和朋友聊到自己時，我是否採用受害者口吻描述自己的近況？

第二問：在告別式上、入土後，我希望親友怎樣緬懷我？

第三問：如果今天是最後一次與某人相處，我會如何和他互動？

第四問：是否有人因為我的努力而得到方便、喜悅或任何實質益處？

第五問：我死前一定要做（吃／去）的是哪十樣事情（食物／地方）？

第六問：要是明天就是世界末日，那我現在最傷腦筋的事，它還是個事嗎？

第七問：對於已無法改變的事實，我到底在上面花了多少時間和精力？

第八問：就算只有一次也好、一刻鐘也好，我曾經感受過高質感的幸福嗎？

第九問：我現在是否有任何一個利生的好習慣，我經常重複它，它讓我的健康獲得複利效益？

第十問：我有沒有忘了我該謝謝誰？

問心，是開啟自覺之門的一個高效練習。問心有愧時，不管你是虧待了自己，還是虧待了別人，透過問，你覺察到，那就都還有時間去善待自己和善待其他生命。至於問心無愧的那些問題，就不再是問題，你可以打個勾，進到下一題。無論東西方，都有透過「憶念死亡」來把握今生的這種觀想法。所以上面有幾個問題，我會讓你想想自己的墓誌銘、自己的告別式、自己死前要完成的清單等等。不是要用死亡來嚇唬人，而是透過這樣的觀想練習，讓你和自己的本心更靠近、更自由也更灑脫。正如一句英文諺語所說「Man lives freely only by his readiness to die.（思維死亡因而活得自在）」。

很多時候，人會憤怒、人會焦慮、人會厭世，是錯把焦點放在了那些錯誤的人事物上面，如果是這樣，當然會覺得自己處處受限、提不起勁、很容易累，又常常不開心。人如果活得無精打采，那跟一條鹹魚又有什麼兩樣？所幸，透過問心、透過喚醒覺察力，我們重新活在一個獨一無二的當下，我們每一天每一刻，都能一次次「死而復生」，令生命恢復盎然生機。

無語問蒼天的時刻，何不向自己的心發問？就算蒼天不理你、造化還弄你，至少你有一個始終對自己不離不棄的頭號粉絲，那就是你自己！神奇的是，當你懂得問心、開始關懷本心的時候，你周遭的環境、你的運氣，也會慢慢開始出現良性的轉機。凡事皆可問、凡問皆有答，真正重要的事，不要問別人、不要問ChatGPT，請向自己提問。且讓本心智慧為你導航，駛出匱乏、乏味的狹隘港灣，航向充滿無限可能的湛藍汪洋。

不生氣字典 悟

慧從身外求，一問三沒有。道向性中悟，日月遮炤明。

44 一個人的心念管理，維護身心靈最佳效能

半導體產業講究良率管理，晶圓良率越高，企業越具競爭力。企業求競爭力，個人談的則是生命力。比起晶片更為奧妙的我們的人生，自然也需要好好來管一管。管什麼呢？一般人若能做好心念管理，不但對維持健康大大有益，當你重拾內心的坦然自在時，你的專注力、判斷力和覺察力，也都會有優於常人的表現。這同時對於預防失智，也是極好的！

這一週我們繼續來轉化對身心有害的慣性思維，從源頭去預防情緒暴衝，避免血壓飆升，管控壓力荷爾蒙。下面四個想，一起來想一想：

#理解「所願不遂」是一定會發生的事

所願不遂意思是你心裡希望的沒有發生，或發生的不符合期待。所願不遂本身沒有傷害

性，但因所願不遂而產生的怨懟、憤恨之情，日夜累積下來，卻頗為傷身。當這股無形的怨顯化出來時，經常是胸腔各部位的疾患。

這邊你就看到一個重點，所願不遂完全無害，會讓它產生害處的，是我們面對它的看法與反應。對治的方法很簡單，就是「清楚知道願望不一定都會實現」這樣就可以了。看上去有些悲觀，但其實這是一種積極的處事態度。許願、祈願，你都能儘量懷抱大願，但請記得一點，任何願望它之所以能夠成就，是由許許多多的因素所構成。並非單一因。舉例來說，我希望員工盡責，我不是去叫去喊去脅迫。而是要打造一個適合工作、工作起來愉快的環境，讓他們發自內心並且沒有後顧之憂地讓工作順利進行。我需要創造一些因，譬如：給予合理待遇、聘僱能夠互相激發潛力的人才、準備好休息室、設計回饋獎勵制度、說明願景等等。每一個心願的圓滿，後頭都有很多人的努力，若執著於單一因，肯定無法如願，還常叫人心裡有苦。

#知道自己可以不必對每件事都做反應

不知道大家有沒有看過桌球發球機？它會一直吐出桌球讓人練習揮拍。我們生存的這個世界，其實也就像一個巨大的「發球機」，不斷會有東西朝你發射，有時出球頻率之快，讓人疲於奔命還應接不暇。不同的是，桌球發球機只吐桌球，來了你就打，完全沒問題。而這個世界發球機，丟出來的東西可就千奇百怪啦，你可別傻傻全都接下。這樣會累死，還會因為太累而脾氣暴躁。應對世界，原本玩心轉為嗔心，那是很痛苦的一件事。

世界發球機的真正規則是：不必全都揮拍，選想打的打就可以。看到球你才打，若朝你發射出一坨大便、一隻妖怪、一顆炸彈，快快閃開就是。看清楚、再揮拍，懂了遊戲規則，你或許會發現，這世界發球機遠比一般家用桌球機好玩多了。

#習慣性遠離不利生的行動心態和言語

養生的大原則就是多多累積健康「小福報」、儘量斷離不利生的「小罪惡」，最後正負相加，超過六十分及格，你就達到無病無憂健康衰老的條件。不過，說是最容易，做起來是最麻煩。我們犯懶時常常是前進兩步退一步，前進一步倒退十步，想減肥卻越減越肥，很多計劃控制體重的人，都曾遇過。

不過別氣餒，到最終結算前，我們都還有機會幫自己累積分數。也都可以互相提醒，互相打氣，養成趨吉避凶的習慣。有意識遠離傷害身心靈的行動、心態和言語。常常這樣做，等進入善循環階段，養生就會變得輕而易舉，不用再花那麼多力氣。蛻變過程中可能會出現一些不適感或好轉反應，這都很正常，請繼續堅持下去，別讓這不適感趕走未來更好的自己。

#將憤怒焦慮厭世視為身心靈調整訊號

一般被稱為「負面情緒」的憤怒、焦慮、厭世等等，並非全然一無是處。它們可能是你身心靈失衡的提醒。將負面情緒視為「微徵兆」，它們或許還可以幫我們提前預防一些疾病的發生或惡化。

比方說，慢性疲勞的人、交感神經過度亢奮的人、血糖不穩的人、帶有敵意性格的人、心存偏見的人，都比一般人更容易火大。而睡不好的人、脾胃失養的人、腦神經傳導物質失衡的人、有心理創傷的人，焦慮起來更是沒完沒了，很難喊停。至於厭世，休息不夠的人、罹患憂鬱症的人、腦霧腦過勞的人，也都有機會遇到。永遠不要因為出現負面情緒而苛責自己，好好理解這些調整訊號，我們定能逐步恢復健康。

不生氣字典

掛

春有百花秋有月，夏吹涼風冬滑雪，若無屁事掛心頭，都是人間好時節。心上宜掛慧性、掛玩心、掛幽默感，忌掛貪嗔癡。

45

準備好你的心靈彈力，關於生命，我們可能只探索不到五%

人會對著無能為力的自己生氣、對著不聽自己話的人生氣、對著環境異動生氣、對著難以預料的未來生氣，還對著理所當然的無常生氣。有一個初老指標，是脾氣開始變差、不能接受任何改變，這同時也是大腦認知與學習功能開始退化的「微徵兆」。當我們的心開始出現這樣的徵兆、越來越看不慣他人、抗拒新事物的時候，正是開始做預防的好時機。

預防心的僵化，重拾赤子之心、謙卑之心與開放之心，是最好的良藥。醫生不見得比病人更了解生病時的痛苦、老師傅不見得比新手更了解新時代的工具、家長不見得比小孩更了解自然界的真理實相，同樣的，我也可能不比一隻貓咪更懂得如何自在地吃喝拉撒過上好生活。關於人生，我們活了一些年歲，自以為很懂了，但事實上，可能跟浩瀚海洋與無垠宇宙一樣，我們的所知，大大小於已知，所探索過、體驗過的，可能都還不到百分之五呢！所以我說，哪裡還有時間生氣？哪裡還有閒工夫去和所有不認同自己的人一一辯駁？一想到還有那百分之九十五的未知，就知道我們都不必陷在這小小的百分之五裡糾結。帶著開拓的勇氣，往外走，回頭再看看當初那些煩惱，或許你會發現它們不過都只有鼻屎般大小。根本不值得生氣也不值得關注。開心的開，是開放、開拓、開展的開。本週教幾個開出漂亮生命之花的心法，一起來看看：

#妄念來自於妄下定論，正念源於不帶批判地學習

「挖災啦！（我知道）」、「我懂我懂」、「不過就那麼一回事，這也沒什麼」、「也不怎麼樣嘛！」老氣橫秋，展現出自負的樣態，這是一種老態。當時代氛圍、時代工具轉換時，這樣的老態，很容易被時代淘汰。如今人工智慧越來越厲害，會有一些工作消失，同樣的，也會有一批新工作誕生。別浪費時間去抱怨去擔心那個消失，保持開放心態學著讓人工智慧協助自己，你可能會發展出新事業、創造出新作品，或是替公司省錢省流程。都說少壯不努力，老大怪水逆，在還可以努力的時候，先別怪罪大環境？正念時刻多一點，你所看到的機會點，會比常人多很多點。

#抱慈悲、行慧善，遇上討厭鬼自己一點事都沒有

負面的、悲觀的人事物跟你同處於一個太陽底下。遇上他們，如果你決定懷抱慈悲心、擁有同理共情的慧眼，不管人家如何，你只願意做出充滿智慧和善良的行為。那麼，這世上就根本沒有什麼事能惹怒你，或令你憂慮。每每去和討厭鬼較量、對決，那是在幫自己增加敵人、深化煩惱。為了替自己增福添壽，建議改用慈悲心去考慮、去看因果、去看世界，從而了解到，他之所以那麼惹人厭，也是被某種煩惱給逼的。能夠這樣想，不只他人之惡不上你心，你瞎操心的機會也會變得很少很少。

#減少病苦增加安樂，讓不利生的不良習慣自然鬆脫

如果你覺得瞬間「離苦得樂」很難，不妨從減少苦、增加樂這方向來考慮。怎樣能做到？自律、守戒、有所不為。透過觀察、學習、理解，讓不利生的習慣自然鬆脫，最為可行，如此，壞習氣還不容易死灰復燃。不要因為人家叫你幹啥你就幹啥，而是要替自己量身打造一套專屬於自己的生活準則。以養生為例，我們可以先蒐集一些資訊、經過自己學習判斷之後，知道這樣做會有什麼益處，然後才去做。從無意識遵從，進化到有意識揀擇，這是一種靈性層面的升維。

逼自己一定要怎樣、一定不要怎樣，這太苦了！去了解自己為什麼要這樣做，同樣一個自律，我們能做得更開心也更有信心。伴隨自律而來的好處是，你的心靈會更有力量，專注力、學習力、適應力也都會變強。這樣又有利於你再去觀察、去理解世界，你變得更會照顧自己，進入這樣的良性循環，你就連睡覺都在進步。希望大家都能搭上這號意識醒覺的班列，帶自己去看更大的世界。

不生氣字典 誰

未曾生我誰是我，生我之時我是誰，長大成人方是我，闔眼朦朧又是誰？來時恰如吉屋入厝，去時可比飛燕喬遷，覺者泰然觀死生，總笑悲歡太多情。

46

人生不只一個高峰，是時候展開下一場華麗大冒險

你我身邊或多或少都有一些倚老賣老、老愛提當年勇的阿伯，光環已不再，還緊護著昔日榮光不肯鬆手。再好的產業，也有需要轉型的一天，再長的道路，也有它的終止處。這對一般人還好，開到盡頭換一條路再開，一點問題都沒有。但對於過去曾經獲得大成功的人來說，或許就很難放手。

一流的人選在極盛時退場，普通人見苗頭不對時閃人，只有念舊的人一動也不動，跟無常鬧彆扭。事實上，沒有誰能夠限制你再去登幾座山頭，除非你執意鬧彆扭。投資上有所謂的「停損點」，設好停損就不怕輸到脫褲。生命中則有一個「完勝點」，在你獲得大成功、開完香檳、拍完照之後，請到此為止，跟停損點一樣，也是要華麗轉身。唯一要記得的是，我曾走過一條路、我曾登過一座山，我絕對有那個能力，再走它幾條路、再登幾座山。走，或是不

走？這是意願問題，不是能力問題。對著無能為力的自己生氣，不如對著擁有無限可能的未來獻祭勇氣。生氣不如爭氣的幾個轉化技巧，一起來看看：

#轉「被評價」為「主動開心」

不管是化妝穿衣、求學謀職，不要是因為別人會覺得好看、別人會覺得你厲害而抉擇，老是從別人口中定義自己的人，自信心宛如沙堆一般容易潰散。人生主動權拿回來，選你真心願意、真正喜歡的那個選項。人言不可畏，你要是理解人言的可變動性，就知道這種沒有根、像風一般的東西，根本就沒什麼好怕的。即便你是一根美味香蕉、一撮新鮮香菜，還是有人覺得你臭啊！總有人不喜歡香蕉或香菜的嘛！被動被評價，說好說壞都在他人嘴裡，主動尋開心，大開心小開心都在自己心裡。

#轉「易怒」為「易放下體質」

前面章節講了許多生氣的原因跟後果。其中一個原因就跟慢性疲勞有關。睡不飽、沒吃好、每天泡在鳥人堆裡、被指派和豬組團隊，幾層壓力疊加下來，就連神仙都會抓狂。所幸，心力跟肌力一樣都是可以鍛煉的。你把這些讓你有壓力的因素當成一片片槓片，訓練的重量，比自己原本能承受的再多一些些就好。當負荷太重時，一定要先拿掉一些，才不會受傷。易放下的意思不是叫你整個槓鈴都丟掉不練，而是取下幾片槓片先放在旁邊，等肌肉越來越有力的時候，再一片片往上加、循序漸進。這才是真正讓自己越練越強的方法。本來同時遇到五件鳥事時會生氣，長期訓練下來，可能五十件鳥事同時來，你都能完全不動氣。這就是進步。

#轉「我對」為「萬事皆可能」

堅持有一個「我」能主宰一切的這個想法，能催生苦果。將「我對你錯」放心上掛嘴邊的人，會老看別人不順眼，和人共事時屢屢遭遇不順。永遠別忘記，萬事皆有可能啊！很多時候對錯只是角度的問題。南半球冬天的時候，北半球正熱著呢！不同位置、不同視角看到的表相都不一樣，真正要進到實相層次，各種對真理的探究與切磋那才有意義。太過堅持某一個看法，等於扼殺了其他創意和想像。在無謂爭執上所浪費的青春，也是小鳥一般不回來的呦！萬事皆有可能啊！可能對方無知，也可能是自己白癡，或許這一次，是自己錯了呢？把可能性放心上，才有除錯與校正的可能。

#轉「糾察隊」為「你說得對」

你去西藏，會看到很多老人家手裡拿著小型轉經輪邊轉邊祈福。一般是順時鐘轉，我們認為這是吉祥的轉向。但其實也有特殊的，是逆時鐘轉的。倘若外地遊客指著說，你這樣轉轉錯了啦，我們也只會笑笑的而已，知道他不懂。現實生活中，我也會提醒我自己別老是想當什麼糾察隊，說出「啊哈，你錯了」的這種話，自己也不會變高級，反而可能暴露自己的無知。遇到跟經驗逆反的事，我研究我學習我長見識。抱著這樣的研究精神去過生活，和別人意見不同而生氣的機會，不知不覺就少了很多。

不生氣字典

過

易見他人過，難察己行止。譬如大湖可映眾星月，對己之深淺卻一無所知。看出他人千萬過失，不如看出自己的一個。

47 停止做這件事，安眠無憂、得世間第一樂

無限潛能、無限智慧、無限安樂，這三個無限，說的是我們的本心。當我這樣說時，就有人問：「既然如此，那為什麼我會感到痛苦？」、「我好像沒有智慧耶，沒辦法叫別人按我的意思做」、「常常有無能為力的感覺」。當然會造成這些結果，不只有單一因，但它們都有一個共同的原因：嗔恚。「恚」讀成會不會的會，原本意思是違反、忤逆的意思。

別人不順你心，結局不如你意，然後你就生氣了。聽起來再正常不過，但其實這一點也不合理。為什麼別人怎樣怎樣，你就該如何如何？當人受制於環境、受人言左右時，即使本心再厲害，也無用武之地。跟阿貓阿狗和隔壁老王完全無關，是你自己，讓自己的本心「懷才不遇」。空有智慧，你卻不給它發揮的機會。

嗔恚作為一種無形之毒，它在我們的身心靈上會產生怎樣的作用呢？隨便一個作用都很恐

怖。比方說讓你的慧眼全然盲目，看事情、理解實相皆產生偏誤。火爆脾氣一發作，血壓馬上飆升，免疫機能卻是下降的。若生的是悶氣，你的腸你的胃都將成為受害者。由嗔恚引發的寢食難安，特別難根治，即便不到敵意熾盛的地步，也足以叫人睡不好、吃不香、心情上格外難受。

之前我有說累積福澤值的方法之一是「自律」，有所為有所不為。比起少吃精製糖、少熬夜、多喝水、多做日光浴這些柔性勸導，「停止嗔恚」這件事是相對要緊的一件。難度頗高，但效益相對也是非常顯著的。愚者自生恚，智者自生慧，前者怨禍常在，後者福壽不離。願你幸福滿滿、災禍全消，以下三個讓嗔火不容易燒起來的方法，自己先備起來：

#放慢心速，享受慵懶

我們生活在網際網路十分發達的年代。網速是越快越好、搜索資訊要快、回應客戶訊息也要快，辦任何事都拖不了。要是遇上一個不在節奏上的樹懶人，所有人都要急得跳腳。氣急敗壞之後大發雷霆，嗔火嗶一下被點起來，像樹懶一樣慢吞吞的那個人，其實也不會變快，徒讓自己落入全然盲目的無明窘境，欲速還不達，想想又更氣了。我不是叫你刻意削弱實力、刻意把工作慢慢做，你做你自己就好。但人生不全然只有工作而已。放下工作、走進生活時，請盡情享受慵懶吧！飯一口一口吃、和人聊天時耐心聆聽、鬆開緊皺的眉頭笑一笑、樂呵呵做些自己喜歡的手工藝、懶洋洋耍廢、慢吞吞起床……放鬆得宛如一顆軟趴趴的麻糬或沙發馬鈴薯的時候，你就成功了。

#拒絕煽惑，進入當下

今天你生氣自己，你懊悔過去，今天你生氣某人，你計畫著下次要給他點顏色瞧瞧，生氣令人身處錯位時空，全然盲目到忽視周圍一切美好的人事物。身處錯位時空中，心有不定，那也是很正常。不管你耳邊的小惡魔滴滴嘟嘟跟你說什麼，煽動你討厭自己，還是魅惑你討厭別人，你都不用管他。儘管把心定錨在當下，利用一塊剛烤好的麵包、一杯現磨咖啡、一盆美麗的小花、一些清新的香氣，回到最初的自己。平常有事沒事，宜從日常生活中多多蒐集一些美好的體驗，用高階的善美能量去覆蓋低階的嗔恨能量。前者具有創造性，後者則帶有毀滅性，可千萬別用錯。

#降低敵意，升高興趣

敵意是嗔恚的火種。人常常因為想要贏，去比、去拚、去計較，沒有贏的時候就生氣了。

想要贏完全沒有錯，但你是不是忘了另一個可能性？雙贏！誰說一定要有負才有勝、有人輸才有人贏，正是這種二元思維，大大限縮了我們的潛能，以及和他人相擁的可能。心海無限，不一定非得有人負傷、不一定非得找個輸家踐踏，永遠記得：「共好雙贏」、「自他兩利」，你永遠都有這個選擇。下回，別再想著去擊敗誰，除非你在射箭或玩橋牌。試著對你以為的敵人升起興趣，好好去看看你們可以一起合作的地方，說不定你倆正好是能互相激發潛能的好夥伴呢！就算沒有火花，也沒有任何損失。只有不小心生起氣來，那才叫自己真正虧到。

不生氣字典

妙

紅塵白浪任他忙，安忍柔情是妙方。執念在手，前途沒有，理智在線，前景無限。

48 心能轉境，即同如來，轉移話題斷開惡口惡業

浪顛人間，煩惱一波波，苦也一重重。所幸，轉苦海為良善之地的方法，亦是有的。我們西藏人從一出生就在練習各種轉，轉經輪、轉山轉水轉佛塔，這是在物質世界中轉，而轉心轉念、轉憂為福、轉病為安，則需從精神世界裡頭去轉。

這週我再來介紹一種很特別的轉，結合了精神世界與物質世界的轉，它叫做「轉移話題」。確切來說，就是當你處在一個群體中的時候，你用你的智慧，有意識地去把糟糕的話題，引導到合宜的議題上。不動聲色又很自然地，將同伴們拉出苦海，這屬於很高級的「大善」。你不但護全了自己口中的潔淨，還成功阻止了他人再造下更多口業。一舉倆好。很多人以為想想沒事、講講沒事，但很多麻煩事，正是因為你想過、你講過，才會對你糾纏不休的呀！好好養成以心轉境、轉惡語與為良善語的習慣，自然而然，別說是小人了，即便災星吃飽

撐著閒來無事想要降災於你，他也找不到突破口。學預防就是在學各種趨吉避凶的方法，嘴巴顧好，各種凶，管它多凶，都拿你沒轍。煉心轉心、轉良善言語，請把下面幾招學起來：

#當有人汙衊你時，覺得自己很棒

現世顛倒，許多奇異的血口噴人、汙衊語，會亂亂砸到可能是你可能是我可能是他的身上。我在網上看到某人明明是在救貓救狗，卻被網友指責虐待動物。真的是很顛倒。也有明明是在傳遞善知識的影片，底下還是少不了有人看不順眼要噴上幾句。再好的網站、再好的內容，平均都會有一成到兩成的負評，至於完全沒負評的，只有那完全沒人看、流量特別低的，才會連一個負評也沒有。

場景移到高原上，西藏人若被說了壞話為何能夠不上心？因為我們會把它當成是人家在幫自己唸經。連回擊都懶。把辯解的時間省下來，可以拿去做很多有意義的事情耶。如果有人罵你，還透過第三者傳到你耳裡，你可以說：「原來我滿厲害的啊，他可能是嫉妒吧，哈哈。」或者「他一定是找不到我任何缺點，只好隨便拿一個虛構的罪名安在我頭上」。有止戰的智慧何苦用來叫戰？和沒必要槓上的槓上了，卡在上面好一陣子下不來，白白損失力氣和時間，那多冤啊！冤冤相報最難了。人生好難，這就是其中一難。

#當大家抱怨某人時，改聊有趣的話題

心理學家已經測試過好幾次，抱怨不能紓壓，也不能當飯吃。所以？就真的去吃飯啊。聊聊美食吧，把大家的注意力拉回桌上的佳餚，面對一桌子好菜，你不好好吃，還去說他人長短，那真是對不起白菜、對不起白飯、對不起廚師了。遇到同伴們講著誇大語、吹噓語、謾罵語、攻擊語的時候，趕緊把話鋒轉到當下的美食、美景、美人？不管啦，轉到美的那裡去就對了。比方說，「哎呀，鳳凰花都開了呢，轉眼間都到了畢業的季節啊。」、「你們不覺得天空那朵雲很像一隻豬嗎？」諸如此類。紓壓要用正能量，真善美的人事物都屬於正能量。用抱怨這種負面言語去處理自己的負能量，實在不妥當。

#當貶低語流竄於世，去理解它是無意義的

「貶低他人，自己就高人一等」，這個是幻覺喔！自己不要構築這樣的幻境，來困住自己。如果你身旁的人無意間說了貶低語，不用去責怪他，也不要很沒禮貌的叫他閉嘴。儘量用他聽得懂的方式，親身示範良善語給他聽。轉化習氣最難，但轉成功了，大家日子都會更好過。有些人的字典裡，滿滿都是自卑語、貶低語、攻擊語、夭壽語，動不動幹幹叫……只能怪說他投胎的時候拿錯了字典。所幸，詞彙庫是可以無限擴充的喔。如果你是那個智慧的源頭，

大方開放資源給他免費下載一些良善語，這是件很棒的事！若對方軟硬體實在短路得太嚴重，暫時無法存取，那他講他的貶低語，你笑笑的就好，用不著一塊罵一塊沉淪。「凡是能夠說的，都能夠說清楚；凡是不能談的，就應該保持沉默。」我覺得奧地利哲學家維特根斯坦說得特別好。與其說一些言不由衷的，還不如不說。

轉心轉境轉話題，不知道怎樣轉的時候，心裡可以想著文殊菩薩，如果是文殊菩薩在這裡，祂會怎樣講呢？美好、有趣、有意義的話題，你一定能想到很多！

不生氣字典 口

願吐蓮花口，不噴刀劍說。柔言一句三冬暖，軟語一出春不寒。我口說我心，口若不對心，早晚發神經。

49 暴雨、小雨、綿綿細雨，都讓我們的人生更立體

心情美麗像彩虹、人生運程撥雲見日、人際關係上以清風明月為伴歲月如歌、個性爽朗靈性明麗……這是你其中一面。然而生命還有許多面向，比方說心情糟糕得像踩到狗屎、運勢上彷彿沒有最衰只有更衰、人際關係上與牛鬼蛇神相伴歲月不饒人就連苦日子也不輕易放過自己，落魄、陰暗、孤僻起來，連狗都嫌棄。

心力如何？日常生活見眞章

經過靜心、煉心訓練的人，不是說從此一路平安順遂，也可能跟一般人一樣遭遇心靈層面的暴風雨時刻，想哭哭的陰雨時刻。但願意像鍛煉肌肉一樣去精進自己內心的人，在面對「違

緣」和「逆境」時，反而是他們展現力量的時候。

在西藏，如果一個修心者親身體驗了痛苦，他不會爆氣也不會哭哭。他把苦難轉為道用，藉此得到了一些經驗，於是更了解「苦」與「難」是怎麼回事。他的悲心就此成長起來，不但更能同理他人處境，也更知道怎樣替他人拔苦。違緣與逆境為他開了一個人間道場，在其中，懷抱菩提心的勇者能鍛煉出絕世內功。

能為人升起快樂的是慈心、能替人拔除痛苦的是悲心，這兩種心練起來，你即是擁有強大療癒能力的人間醫者。在利益他人同時，也一同治癒了自己，這也是我常說的雙贏。所以，真的用不著去討厭違緣和逆境、去討厭討厭的人、去討厭苦日子，甚或是討厭自己。費盡力氣去討厭，日子又怎麼可能過得歡喜？

轉心迎福，請跟著我這樣轉

當你只看到自己的衰、自己的苦的時候，那衰，是鐵打的衰；那苦，亦是鋼鑄的苦，痛苦百分之百扎扎實實作用在自己身心靈上，不能打折。但如果你願意放下對這個「受苦的我」的關注，把眼光、把心胸、把世界觀再開得更大一些，把格局再拉高一個層次，那情況就會出現轉機，心轉境就轉。你對苦的感受，可能就只剩原本的一兩成。

家鄉的長輩以身教替我們這些小輩演示了獲得快樂的方法。那就是「利他」、「去關懷他人的福祉」、「去思量群體的利益」。這同時也是替自己積累福澤值的六大方法之一。（積福六招：利他、自律、忍辱、精進、禪定、智慧）

回到前頭，西藏修心者面對命運多跌宕不會氣炸爆哭的原因，也就在於他擁有對全世界的善意，和一份利益他人的心意。這其中的原理，是這樣運作的，「越關心他人、越容易放下自身的煩惱。」當你把愛我執一點點放掉，不只你肩膀鬆了、眉頭鬆了，你的身心靈都會變得更有彈性也更有餘裕，能夠去做一些真正對生命有益的事情。

放下可樂，不為成佛只為你平安喜樂

手裡緊抓著一瓶可樂不放，可樂不重幾百克而已，但一直緊緊抓著，手部肌肉也是會僵硬，搞不好還弄到抽筋。同樣的，心裡緊緊抓著愛我執，以為只有自己的事才是事，看不到就在你身邊的其他人、看不清全體處境、看不懂全貌，人心自然平靜不了，也快樂不起來。輕輕放下愛我執，你不光為自己想，還為他人想。如此一來，人的思維就不會侷限在那小小的一個痛點上，不斷去找自己麻煩，還又反覆複習自己所遭遇的種種苦，複習悲傷的人傷得最重。在愛我執蒙蔽下，芝麻綠豆般的小煩惱，都可能變得十分巨大，端看這「愛我執」的症頭有多嚴重，煩惱就能被放大多少倍。

當然啦，肌力跟心力都不是醃小黃瓜，現在醃隔天就能入味。跟力量有關的，都需要一些時間來串習。像串珠一樣一顆一顆串起來，一點一滴去把自己的力量累積起來。好消息是，等到你串成一整串，等到你進入善循環，那練功就會變得比之前順利許多。宛如順水行舟，連休息不划槳的時候，也都能繼續前行。

不生氣字典

雨

世間所有皆為如意寶，凡塵所遇如沐吉祥雨。福厚邪媚不入耳，情深怨懟不上心。

50 心房補漏三步驟，守護生命能量不為討厭鬼洩漏

上健身房做重量訓練，負重強度增加的時候，隔天會覺得有一點累累的。或者參加馬拉松、鐵人挑戰賽，事後也可能累上個兩三天。現代人經常經歷到的，還有一種「心好累」。是說心又沒有舉重、沒有去跑馬拉松，又為什麼會累呢？

跟肌肉痠痛、乳酸堆積的那種累不同，心感覺到累，又或者表現出低落、對外界一切不感興趣的徵狀，原因在於「漏」。在不知不覺中漏掉了生命能量，如同手機、電腦快要沒電之前，有些功能運作不了或是降速，我們這顆低能量的心，也會遇到類似的狀況，判斷力下降、思維力下降、不能好好地控制自己的意念、就連自律也變得很困難……諸如此類。

這一週，三個補漏的步驟教給你，容易躁動不安、心難安定的人，一定要學起來：

#無論你帶來什麼我都不收，原封不動拿回去吧

堅定、笑笑地在心裡說出這句話，謝絕、婉拒任何人在你的能量場上戳洞。這同時也是預防自己怒氣爆發的方法之一。以詐騙集團為例，今天有人慫恿你說，投出多少多少，將來能如何如何翻倍回收。話術再厲害都沒用，你如果不接受他的提議，那就不會有任何財物上的損失。同樣的意思，今天有人罵你、虧你、損你，你也可以不接收他的態度、言語或魯莽行徑。讓他的糞桶怎麼提來，就怎麼提回去。你若打算回擊，思量著如何潑糞回去，你接了招，就讓自己變成「有漏」狀態，反應得越激烈，漏洞越大，在還沒潑到他之前，自己就先被臭到了，能量也是大把大把外漏。這實在不划算。

#確認範圍，這是你的領地，你有絕對的主導權

接下來第二步就是劃定範圍。這範圍可大可小，端看你的能量和能力而定。能量越強、能力越大，領地也就越大。領地是什麼呢？就是你可以控制的區域，在其中，你有能力改變事件發展走向，你能創造各種「因」、收穫各種「果」。出了你的領地，就是境外，這是你管不到的地方。好消息是，既無管轄權，即便檯面上發生大大小小荒謬、離譜的事情，也可以只看看就好。無須氣得跺腳或發表不滿言論。西藏有句名言：「可以處理的事，就不必擔心，不能處

理的事，擔心也沒有用。」境內的全聽你的，境外的你全都不用聽，就算聽見了，也可以不做任何反應。

#簽署和平協議，互助互惠為基礎，和他境互動

經過上述兩個步驟，確認好自己的領地和自主意識的完整性之後，並非要你閉門不出，或者上山修仙離群索居。而是要來實現第三種健康「社交安好（Social well-being）」。WHO定義人類的健康，第一是身體健康、第二是心理健康，第三就是跟圍繞在你身邊的，一切安好、一派祥和。

如何安好？與能和你互相激發潛能的多接觸，不與虛妄不實的人事物產生化學作用。換句話說，即是把自己寶貴的能量，留給真正值得的人。當然啦，這真正值得的人，可能不多，眾裡尋他千百度，十個都不見得能挑出一個。但他絕對值得你等待。

重建清淨沒有煩惱的自在人生，從不隨便做反應開始，誓言守護領地內的智慧與善良、觀察理解境外風俗，擇善而從、擇木而棲，自己主動選擇願意結交的對象。有心種好梧桐，等你這隻鳳凰來棲的，才叫有緣人，到時候你再飛過去就可以。誰說看到樹就一定要降落？沒有這回事。把無謂的交遊、無謂的妄想降至最低，如此一來，不安、鬱悶、憤恨以及種種煩惱，將

逐漸自然鬆脫。

不生氣字典

待

誰無戾風勁雨時，守得雲開見月明。不恨春歸無覓處，再看花開終有期。狠戾難長久，含苞韜光，可待吉日盛放。

51

默然超前，人生勝利組都默默在做的一件事

賣課程、賣教材的人都說「別讓孩子輸在起跑點上」。這概念很好，但起跑點它也只是一個「點」而已。往後的人生，還很長。一路上，你隨時都有機會從「人生倒楣組」晉升為「人生勝利組」。真的可以直接略過出身、略過起跑點輸贏，真正的轉折點，在路上。

觀察來我診所做保養的成功企業家、成功生活藝術家，我發現他們都有一個共通點，那就是很懂「安忍」。他們早已超越競賽，超越規則，超越一切比較和計較，默默超車。那些停下來顧著跟身邊人爭強鬥狠大小聲的人，總忘了自己的人生還要繼續，看不到成功者的車尾燈，那也很正常。難怪在累積福澤值六法中，會有一個「安忍／忍辱」項目。安忍，的確能讓我們的福氣積分不斷往上衝，還不怕莫名其妙失分。

真正有實力的人，在面對他人挑釁、嘲弄時，安忍。不是先忍著往後伺機報復喔，而是

連報復這點力氣，都懶得拿出來給對方。就像在網路上看到系統投放廣告，直接給它按略過這樣。正所謂，「將軍有劍，不斬蒼蠅，猛虎趕路，不追小兔。」猛虎憑藉著自己的強大，根本不把在牠眼前賊頭賊腦的小猴兒和跳著挺礙眼的小兔當回事。猛虎能一掌拍死牠們，但猛虎不會。

真正有智慧的人，在面對他人叫囂、叫戰時，安忍。不是表面上先忍著私下再來弄死他喔。有智慧的人心裡乾淨耳根清淨，護生不殺。知道跟嗔恨值爆表的人對著起衝突，不是傷害到自己的生命，就是傷害到他，或者是雙傷。為了保護自己和他人，有智慧地刻意選擇不戰。

安忍，是以無漏的善業常養自己的身心靈，這同時對心血管的保健、對五臟六腑的和諧運作，都是極好的！鬆脫以暴制暴的不利生習氣，改一改人罵你我必嗆回來的老套劇本，以後你就可以豪邁地說，「我在外面走跳，從來就沒輸過！」一開始就選擇不戰，又怎麼會輸？避戰之勇，是為大勇。

#將軍有勇有謀，帶給人滿滿安全感

一個常常和人起衝突起爭執的莽夫，莽夫可能誤以為自己很帥，但事實上，連豬都不願和他做鄰居。「我讓人緊張、害怕還是讓人安心、自在？」、「有人因為我的存在，他可以更放心做他自己嗎？」這兩題，不問天不問地，我問自己。當我們看到歹徒時，會緊張戒備，當我們看到軍警消時，即便身處災難中也會覺得自己安全多了。能傳遞安全感、能令他人心裡安定，勇者如你，請盡情施展如此大能，把和平帶到這世界上來。

#丟棄過時動物劇本，好好當個人吧

猩猩、狗子爭地盤、比看誰厲害的時候，都會透過凶狠的樣子來嚇唬對方。這是老套的動物劇本，有智慧的人類早就不玩這一套。你看奧運射箭選手，會衝著他國選手捶胸頓足示威嗎？還是對著裁判汪汪汪狂吠嗎？當然不會這麼搞笑啊！神射手在你沒注意到他的時候，已經滿靶打完，準備收工回家了。看到還在演動物劇本的人們，你淺淺一笑，不與他們計較，並祝福他們早日轉大人、活得像個人。

#養成調伏身心靈慣性，掌握精氣神

調伏不利生的貪、嗔、癡三毒要幹嘛？當然不是吃飽沒事調著玩的。相反的，調伏成習慣後，壞習氣自然鬆脫，為的不光是心裡爽利輕快，主要功用在於「明智」，明智之後我們要來幹大事！比聰明，你我智商其實都差不了多少。在一個研究智商與運氣的模擬實驗中，電腦精算出來，智商高的人運氣並沒有比較好，智商低的人運氣也不見得比較差。我認為誰是人生倒楣組，誰進入人生勝利組的決勝關鍵在於靈性智商（SQ，Spiritual Intelligence Quotient）。靈商高的清明人，不會被一些雜七雜八的鬼遮眼，能從有形中窺見無形，轉心轉念轉運的技巧還特別厲害。

老子有言，「道之為物，惟恍惟惚。惚兮恍兮，其中有象；恍兮惚兮，其中有物。窈兮冥兮，其中有精；其精甚真。」很多有意思的東西，你好像看到它，又好像沒看到它。就好像我們精細身上的穴位、能量點，我們經脈裡的命氣與生命能量，你要能感受、能察覺到它們，基本功就是「靜心明智」。

願你毫無牽掛卸下憤怒的包袱和貪欲的束縛，為自己的覺察力創造出進化的條件。從此做一個不被嗔恨耽誤的修心者。於安忍中明智、於明智中解脫、於解脫中渡己亦渡人。

不生氣字典 超

超脫一切心馳神亂、專注吉祥法語。超脫一切嗔怨悲苦、專注顯空無別。超脫一切貪戀執著、專注無我無傷。

52 五招教你切換心頻道，從諸事不宜轉向諸事大吉

人落衰的時候，「種瓠仔生菜瓜」那還是小事。管他瓠瓜還是絲瓜，對排毒和淨化都是呱呱好的，我都愛。那什麼才是大事？事情沒弄好，心情還不好，自己往煩惱上又再加一重煩惱，沒完沒了疊加下去，長此以往，身心靈健康肯定出大事。所以呢，特別衰的時候還要笑得特別好看嗎？千萬別，當你學會用「好的」代替「媽的」，我不會說你長大了，我會說你學壞了。珍愛生命，別逼迫任一個生命去做違反他特質的事，當然啦，這個生命，也包含你自己。

電視不好看別硬看，馬上切換頻道，運勢不好也別硬幹，立即幫自己轉運再來試試看。不生氣心之修煉最後一週，我們一塊來練習切換心頻道五招。從此不用四海求天師，逢凶化吉、轉化衰運為吉祥如意，靠自己就能辦到。

#日日感恩

提升靈性能量最快最有效的一招，即為感謝。跨越地域與宗教、跨越舊時代與新世紀，這超級好用的一招，各領域大師們，誰都沒忘了要提一提。感謝這感謝那，或許你已經很會，這邊教一個加強法：「具體描述你的感謝，讓它的正能量更豐沛更豐滿。」比方說，「感謝你幫我按摩，讓我少吃了好幾顆頭痛藥」、「多謝你的拒絕，讓我們都沒浪費彼此的時間」、「謝謝老闆給我那麼多工作，讓我都沒時間休假，我覺得我好重要、我的人生好充實喔！」最後這個是開玩笑的啦，若真有員工這樣跟我說，我自己都會不好意思排休假了。

#祝福仇敵

跟厭世心、仇恨心相比，同理心、慈悲心的能量等級是比較高的。而心境與外境相互連動，當你把自己能量提高了，境遇，也就同時間被你給理順了。「祝福仇敵」則是最高階的慈悲心訓練之一。你可以循序漸進，先學會祝福自己，再祝福自己喜歡的人，然後是祝福陌生人，最後一關最難的，是去祝福你的仇敵。「我一見他就煩、打他都來不及了，是要怎樣祝？」祝他全家身體健康、出入平安？哈哈，也是可以啦！不過這樣心裡頭還帶著怨氣，不算是很高級的祝福。來聽聽文殊菩薩怎麼說：「若有眾生誹謗於我，嗔恚於我，刑害殺我，是人於我自他常生怨恨，不能得解，願共我有緣，令發菩提之心。」祝願對方發菩提心、開啟智慧、脫離無明與白痴無知的自傷傷人行徑，這些都是很好很高級的喔！

#好好說話

心靈能量低落時，人常常會不自覺說出一些自損、自貶的難聽話。請注意，這些都不是真的!!無論是別人說你，還是你自己看輕自己，那都是出於妄念中的妄語。不可信之，更不可重複言之。你每天心臟噗通噗通跳沒停，每天口鼻吸吸吐吐兩萬多次，已經夠認真了，竟還忍心苛責自己？若連你都不願對自己溫柔，又怎能期望他人好的對待？「我好棒棒！」、「我好可愛！」、「我越來越漂亮！」、「我今天也過得很好呀！」對自己說話，務必輕柔溫暖，自己要會祝福自己。

#說完要練

光說不練，跟說完馬上練，你覺得福氣哪個比較快來？聰慧如你，肯定知道。有正能量、正思想、正言語之後，打鐵趁熱，馬上付諸的「正行動」，正是你好命的原因。好的原因多多種下，危急時刻善果常能助你逢凶化吉。眾善奉行，請自己替自己提前多多累積福澤值，以備不時之需。

#幫人得到

之前有人問「被別人這樣那樣，心裡有創傷怎麼辦？」一朝被蛇咬，十年怕草繩的真正原因是：忘記開燈。燈開起來，就能看清楚這是草繩、不會咬人。在心裡開燈、點燈，在我們西藏叫去除大闇、去無明。我們很喜歡去佛寺點酥油燈，就是在提醒自己這一點。

從前被甲傷害，現在看到乙也害怕，即便甲跟乙像是雙胞胎一樣那麼相像，甲也不是乙啊！首先要開燈看清這一點。接下來，重頭戲來了，祕密的方法我只說一次：「想要得到什麼，先幫他人得到。」財富如此、智慧如此，療癒亦如是。假設今天你被霸凌、被中傷，想要完全脫離痛苦的烙記，就是利用自身經驗，去幫助他人不被霸凌、不被中傷。對人施予安慰或實際支援都可以。一旦做出「利他」的動作，等於你又幫你自己的人生和命運開了一個新局、一條新支線。在其中，你對人施予的善意善行，終將返還到自己身上來。而這樣的善，是最頂級的療癒心藥，無病不治。

你怕，你就幫別人不怕，收穫的，是兩人份的勇敢！

不生氣字典

祈

祈願畏懼者勇氣增長、祈願疾困者病根盡除、祈願厭世者康健爽朗、祈願顛沛者寧靜吉祥、祈願孤獨者貴客盈門、祈願行惡者從苦境中轉回、祈願心不自主者覺性光明能憶初心。祈願嗔獄空絕再無人往、祈願風調雨順人壽年豐、祈願盛世長隆天下太平、祈願正法長住，所有生命皆得善養與珍惜。

結語

感謝你看完第二章心法的部分。本章「不生氣字典」以「願」開頭，以「祈」結尾，因為我覺得這是兩個特別重要的字。多為別人想一點，我執也會少一點。發願、祈願，不光是許願這麼簡單，願念能量強，對於煉心、靜心都有很大的助益。人因執念、因愛我執受苦，或因為生活壓力很大而不容易高興起來。這時候，如果你拉高格局、放寬眼界、提升心力，把注意力放到他人的痛苦上面，希望他獲得幸福和健康，或實際去幫助他獲得幸福和健康。在這個過程中，除了非常紓解自身壓力之外，你還會意外地發掘到許多以前沒想過的方法，一併把自己給治癒了。

比方說我為了寫《不生氣的藏傳養生術》這本書，找了很多資料，也親身實驗過許多方法。我最初的心願是「嗔獄空絕」，我想幫大家越來越少生氣，寫著寫著，我自己的脾氣居然越來越好，思維方式做了一次總整理和大提升。正如第五十二篇最末一句，「你怕，你就幫別人不怕，收穫的，是兩人份的勇敢！」我想幫別人少生氣，最後我自己都不想生氣了，這樣的結果，真的很有意思。

第五十二篇的「不生氣字典」祈這個字，我稍微寫長一點，示範一下祈願文的其中一種格式。這種煉心方式當然不是我發明的，而是許多前輩修行的結晶。對佛學有興趣的人，應該也見過不少類似的祈願。看著前輩、諸佛菩薩們的大願，其中如果有打動你的，能讓你感動到不自覺流淚的，請一定要把它記下來！每次情緒不好、能量低落時，用它來提醒自己的初心，回神效果特別妙，充電效果還特別快。好了，接下來我們將進入到第三章，不生氣的三級預防實用部分，總共有十二招，希望有適合你用的。

第三章

不生氣的三級預防
實用十二招

01 醫於未怒、止於將怒、治於已怒

我是人，我也會生氣。回想過去生氣的感覺，大約是這樣的：一股惡氣摻和著辛辣與酸楚上湧，如鯁在喉，罵人的話到口，卻發現蒐羅全天下最骯髒的辭彙竟都不足以表達自己的憤怒。說不得的萬千憤慨，憋得辛苦，吐不痛快，這股惡氣竄到身體其他地方，住下不走了，霸道地形成了一個個或小或大的氣結，著實又讓自己更不痛快了。真冤啊！真委屈啊！憑什麼錯在別人，卻令我承受這一切！比起一般小病小痛，生氣不是病，氣起來卻是很要命。身體、心靈，全身上下哪哪都不痛快，又憋又屈。

預防能趁早，麻煩不來找

東方醫學自古流傳一句話：「上醫治未病，中醫治欲病，下醫治已病。」我自己理解這句話，認為它是在提醒我們醫生和一般對養生有心的朋友們，「及早預防好棒棒，及早預防最穩當」。而不是在說，要等疾病顯化才肯幫病人治療的醫生，下流、不夠高級，不是這個意思。不管哪一科醫生，能跟患者攜手扭轉疾病為康健，我都覺得挺厲害的。

西方醫學系統將預防醫學（Preventive Medicine）分成三個階段，初級預防——沒有生病之前的預防，如施打流感疫苗、戒菸、建立良好的生活習慣。次級預防——在疾病發現的初期，即時治療避免惡化，如糖尿病控管血糖指數，避免失明、洗腎、截肢併發症。末端預防——已出現嚴重併發症的階段，需立即控管防治疾病繼續惡化或死亡，如癌症降低復發或轉移的機率。較早開始管理健康，身心靈就擁有較多自由，越往後面的階段越難處理，所必須投入的人力、物力、財力也是比較多的。融合東西方預防概念，我認為生氣情事有輕有重有急有緩，預防「不生氣」未嘗不能分段處理。於是寫下這第三章的內容。

趁平常智慧清明、四海昇平時，我們可以優雅從容採取第一級預防：「醫於未怒」。除了將上一章教過的心法實際運用在日常生活中外，我們還可以透過一些對身心有益的營養素、聰明攝取低升糖指數的好食材、自我祝福冥想練習，將自己逐漸調整為不易生氣不易生病的體質。第二級預防：「止於將怒」。在怒氣快要爆發出來之前，幫自己踩一踩煞車，避免衝撞、減少損傷。在這個階段，我認為打手印、切換腦區、實施哈呼吸與聽呼吸、布施和顏悅色，這四個方法都有泄火效果。最後第三級預防：「治於已怒」。已經發脾氣了，不是說全然覆水難收、攏總去了了，針對嗔怒對健康造成的傷害，仍有補救的辦法，譬如，把你生氣所消耗掉的特定營養素給吃回來。其他還有整頓外境、步行拉伸、召喚五種與快樂有關的神經傳導物質與荷爾蒙，也可以依循以金剋木的原理，善用悲憫降伏怨怒。預防生氣一天不夠、氣個沒完沒了最後變成積怨，不生氣的三級預防實用方法，我們一樣一樣學起來。

02

醫於未怒——和氣生「才」，不生氣飲食六大原則

生氣傷心又傷身。真要較真，凡塵中能令人生氣的人、會叫你生氣的事，數不勝數，條條列出來，三天三夜都計較不完。「生氣」的相反是「和氣」，做買賣的人講和氣生財、修行者最重和氣生「才」，可不是嗎？人一生氣起來，智商一八零瞬間都能變成傻瓜蛋。

於凡塵中活養慧命，除了靜心煉心之外，還能靠好的飲食習慣來優化心靈狀態。身心靈三者相互連動，吃好了、身體健壯了，心力也跟著提起來。這幾年在台灣行醫，處理各種各樣的健康問題，我琢磨出一些適應現代人身心雙養的飲食法則，一起來看看：

#戒掉糖癮，完整體驗酸甜苦辣甘辛鹹

給孩子吃很多很多糖會怎樣？他們會嗨起來，跳上跳下整晚都不用睡。大人吃很多很多甜

食又會如何？起初心情大好，待甜美感受消散，反而容易經歷一陣不明就裡的低潮。於是又去吃更多糖，重複開心一下子、低落一陣子的循環。這就是愛糖愛成了癮。避免上癮、避免心不自主，我的方法是把吃甜食這種開心的事情，留給節慶。中秋吃塊月餅、生日吃片蛋糕，將開心留給節日，把靜心贈與平日。日子不寡淡，人生得清歡。

拋開血糖震盪、情緒不穩，你重新打開味覺，不去剝奪任何味蕾體驗的機會。舌尖嘗過甜、舌根知道苦、舌後側兩頰酸溜溜地分泌唾液……還有那鮮、那辛香，舌上有味覺地圖，哪能光在甜膩的死胡同裡打轉？哪能讓天底下千滋百味等你等了一個寂寞？酸苦甘辛鹹五味對應到肝心脾肺腎五臟，五味各有各的妙用和必要，單為一味癡迷，其他臟腑可都要抗議了。

#皇帝一菜不過三，多種類攝取避毒

我中文是看古裝劇學的。其中一幕我記得很清楚，那就是皇帝愛吃魚，多夾了幾筷子便被太后喝斥。帝王家喜好不能被掌握，以免有心人往皇帝愛吃的菜裡投毒。想當年我還在榮總實習，看到這橋段，覺得編劇如此編排也不全無道理，更覺得其實現代人也很適合這種「帝王式」吃法。

倒不是要你炒一盤菜只吃三口這般矯情，而是拜託你多種類輪流吃、變著花樣吃。一方面避免食材毒素累積的問題，一方面綠色有葉綠素、紫色有花青素，紅的茄紅素、橘的維生素A原、黃的葉黃素……沒有要考試，什麼素可以不用記。唯一記得將彩虹弄上桌，花花綠綠什麼顏色都輪流吃點。青赤黃白黑五色對應到肝心脾肺腎五臟。令其雨露均霑，臟腑生的就是和氣，而不是病氣。

#吃好別氣飽，少用偏激的方式減肥

因為營養不良而造成任何心情上的不美麗，那都很虧。比方說缺葉酸，你造血都造不好了，哪還有餘力減輕焦慮與穩定情緒。缺維生素E，倦怠、遲鈍、沒精神，一忙起來應付不過來，不生氣也難。鈣沒有，一肚子氣就有。鎂沒有，誰來安慰你的焦慮和緊張？各式各樣的營養，各種礦物質、植化素聯手，雖顧不得你來世吉祥，但起碼能護得你現世安好。

減肥的方式很多，可以靠科技也可以靠自己，還可以靠老天，如順應節令春天健走、夏季游泳，新陳代謝特別快、消腫效果特別明顯。減肥的方式很多，但犧牲某種必須營養素而換來的纖瘦，我寧可不要。減肥減到血糖低、脾氣大，不只自己苦，身邊的人也跟著受罪。

#多菜少肉，減少殘留藥物隱形風險

對於毒，雖說人體有一定的耐受程度，也有近乎完美的自潔機制能夠應付，倘若超過臨界值太多，身體一下子處理不完，那也是會傷到。避免頻繁只吃同一種食物，就是在降低累積風險。我們現在很容易就能買到無毒蔬果，即便有用藥，台灣蔬果多用水溶性農藥，意思是活水沖洗一段時間，殘留量就變得很少很少。相較肉品來說，相對安全。

另外，在靈性修養上，以植物性飲食為主，儘量少肉甚或是無肉，不但對地球資源永續有益，亦是在培養自己的無害心。撇開深奧的研究數據不看，在現實生活中，心平氣和的茹素者、經常心情愉悅的蔬食愛好者，你我身邊都一定有。

#拒絕怒吃，善用感恩為營養加值

為消滅壓力進食，壓力越大吃越多，情場失意也吃、職場失志也吃，看著鏡子裡變胖的自己，豈不是壓力更大、更生氣？這還沒算上因情緒激動造成的消化不良喔！增強食物能量的祕密方法現在教給你：先感謝，聞香後，再吃。

從西醫角度來看，你戰鬥、找架吵、情緒激昂時交感神經旺盛，這就妨礙主理吃喝拉撒睡的副交感神經幹正事。而在愉快、放鬆、感恩的狀態下進食，該吸收吸收、該消化消化、該排出排出，同樣一頓飯，就被你吃出了新高度。吃之前聞香的作用在於提前預告，嗅覺訊號走高速公路直通大腦，有意識把菜餚香氣吸進來，會比囫圇吞棗消化更好。

#為體內的微塵眾進食，善養腸道

近年興起的「腦腸軸」研究，把目光放到了腸道內的菌叢與人們思考行為情緒是否有關。簡直太有關啦！光看那寶貴的快樂荷爾蒙血清素，有八、九成在腸道內生成，誰敢怠慢肚子裡的益菌們。我平時都藉由酵素、優格、多樣化的植物性飲食和各種發酵食物，將他們好生伺候著。你讓益菌們開心，他們自然不會為難你，助你拉好、笑好、睡好，是最起碼的義氣。

以上六大進食原則放心裡，請靈活運用，隨順為好，太過拘泥非要如何如何不可，反而增添壓力，失了養生本意。

03

醫於未怒——拜託你出一張嘴，洛桑精選八大和氣好食

夫妻吵架，先生說，「妳只會出一張嘴」，太太回，「嗯哼，你就只剩一張嘴」。啊，好像太太完勝。沒事，有嘴好辦事，別的不好說，但至少養生這回事，好的食材那還是很靠得住的。上一篇提到不生氣的飲食原則，這篇來講對靜心有益的厲害食材。我挑了八種，來看看有沒有你愛吃的：

#黑芝麻

自古以來在西藏，芝麻即為貴族級的養生聖品。醫典記載，「芝麻性重而溫，增陽氣驅隆邪。」隆病指的是跟循環、營養輸送有關的病。以西醫的身分來說，我選芝麻還因為它含鈣量豐富。人缺鈣不只骨骼失養，情緒也容易暴躁不穩。維持血液中足夠的鈣濃度，易燃易爆炸、

易焦慮易煩躁的狀況，都能得到改善。直接吃黑芝麻本人、喝芝麻粉沖泡飲品，芝麻醬、芝麻餡、芝麻糊……通通都可以喔！

#海藻類

諸如紅藻、海苔、紫菜、昆布、海帶芽、羊栖菜，都是你我補充礦物質鎂的好來源。心情要美麗，缺鎂可不行。什麼人容易缺鎂？壓力大的人、運動量大出汗多的人，以及服用利尿劑的人。安撫緊張、躁動，穩定心律、血糖，改善失眠、慢性發炎，陸上的植物性飲食要吃，海裡的藻類更要會吃。

#菠菜

葉酸這種水溶性維生素之所以有個「葉」字，而不像它的B家族兄弟，被叫什麼B_{12}、B_6，正是因為葉酸是從菠菜葉中提取出來的。葉酸排行小九，你也可以叫它B_9。但沒多少人知道就是。葉酸跟造血特別有關，它同時還是個關鍵的抗壓營養素。微憂鬱、微焦慮時刻，菠菜吃起來。若配大蒜炒，另收恢復疲勞之效，而且還很好吃。我推薦菠菜另一個原因是它顏色特別綠，葉綠素特別多，葉綠素是天然解毒劑，能幫身體排除重金屬。

#優格

優格這種天賜良食之所以來到人世間，純屬一場意外。相傳早年游牧民族將鮮奶儲於羊皮袋中，不小心給發酵了，大家吃一吃覺得這味道還挺好，這一吃，就是四、五千年。維持腸道良好菌相，快樂荷爾蒙血清素順利產出，再與褪黑激素協力，不只心情改善，你連睡眠都會更加安穩。

每次我在推廣優格的時候，演講完都有人要問，那這個可不可以，某某東西行不行？我就問，要跟腸道裡的小壞菌相抗衡，哪裡還嫌幫手多？我們心胸放開，不計出身、廣納好菌，除了優格，你還可以一併將優酪乳、益生菌、蔬果酵素通通納入門下。有啥喝啥，隨方便隨緣隨順，不糾結。

#堅果類

像是榛果、核桃、杏仁、花生，經常性吃一小把就可以，量不用多。話說慢性疲勞的人身累心也累，虛累累之時，若還碰上瑣碎鳥事來亂，火氣特別容易上頭。脾氣一來，好運就跟我們說掰掰。想一想，那是又更氣了。怎樣都堅強不起來的時候，請吃堅果吧！主要我看中的是堅果家族的維生素E含量。抗氧化、抗自由基搞破壞，尤其生活壓力大、經常感到倦怠，或居住環境空氣品質沒那麼好的人，且讓堅果裡的維生素E好好鞏固你的保護屏障。

#香蕉

攝取微量礦物質的絕佳來源，對於心緒安定尤其重要。憂鬱的、睡不好的、背負創傷與壓力的、長時間運動要快速補充熱量的，都很適合吃。吃香蕉補充色胺酸，還有利於血清素合成。有助消化、益睡眠需求的人，可將香蕉加無糖優格一起吃。有化敵為友、促進情誼需求的人，帶一串蕉與他人分享，好過成天相看兩討厭。

#小黃瓜

形容一個人處變不驚、神態自若的英文怎麼說？「Cool as a cucumber.（冷靜得宛如一條小黃瓜）」。我認為相當傳神。尤其在夏天，吃瓜清熱降溫，消火收效甚速。水潤黃瓜含水量極高，火氣大脾氣差、吃太鹹、慢性脫水的人都適合吃。我常對身邊的人嘮叨要多喝水多喝水。遇到不愛喝水的人，我就教他們黃瓜刨成薄片，再將一整顆檸檬切片，泡一壺黃瓜檸檬水來喝。預防慢性脫水造成的便祕、頭暈、記憶變差和情緒焦慮不安，好喝又好用。

#蜂蜜

甜美的滋味，向來很能撫慰人心。但一想到攝入過多精製糖的種種負面影響，我更願意推薦的是天然甜。其中，蜂蜜是我的心頭好。當你妄念紛飛、飽受負面記憶干擾、不能克制地怨恨怪罪某人時，先喝杯蜂蜜水吧！一口一口去品嘗那帶著花朵芬芳的甜美。切換甜美的思維迴路，讓良善的人事物、良善的念頭重新黏著在自己身上。花開富貴，不因鬥豔，本來就美，何須爭妍？算了算了，不爭了不鬥了，喝好這杯蜂蜜水，糟糕的情節都給大器略過。

04

醫於未怒——釋放身體的累和心裡的淚，溢到谷底前自救

有科學家研究發現，女性若處於飢餓狀態會較平時更容易失去耐心、易怒或將憤怒轉嫁於他人。這……難道不是用肉眼就看得出來嗎？還用得著研究？而且不光女性吧，男性也好不到哪去。不管是演講還是開會，越接近放飯點，我發現有些人的注意力好像越難集中。看似一心都撲到了飯盒上，除非煉心有成，一般人要戰勝血糖牽引，還真難！

除了血糖低、脾氣大，還有一些科學家研究了疲勞與怒氣之間的關聯。實驗結果顯示身體處於疲勞狀態的受測者，在與對照組面對相同壓力事件時，情緒波動更為顯著。說人話就是，「我他媽的累爆了，可不可以先別煩我。」大概類似這樣的感覺。

如果不喜歡的事情都可以說「先不要」，那這世界該多美好！但是不行。人在江湖走跳，無可奈何、無可避免、無理取鬧的人或事，多多少少會遇到。好在，會不會被擊垮，是你自己

可以決定的！精氣神飽滿的時候，你能將大事化小、小事化無、無視小蟲小怪的騷擾，氣定神閒。雖然上面兩個研究都有點搞笑，但也並非完全沒有用處，它們很科學地提醒我們消滅飢餓與消除疲勞的重要性。要是不餓不累，本來就充滿智慧的你，即便天大的麻煩不斷從天而降，也能見招拆招，如此一來，麻煩都怕了你了，變成你的陪練，給你增加功力用的。若從預防醫學的角度來看消除疲勞、恢復元氣，我有三個建議：

#別在累到谷底的時候才想到休息

特別有責任感、企圖心的人，工作量重、工作時間長，可能連續十幾二十天都沒休假，等到真的可以休假時，身體什麼症頭都浮現出來。這種上班都沒事，一放假就生病的拚命三郎族群，請學習在中間設休息站，別老靠腎上腺素幫你硬撐。

即便你有從富貴角一路衝到鵝鑾鼻都不用休息的本事，站在醫生的立場，我還是不免要囉嗦：拚命，偶一為之無妨，但別讓持久性質的勞心勞力成為你的日常。暫時休息的時間不求長，但求有。你可以到自己喜歡的能量點吸收大自然清氣、吃些令自己活力充沛的美食，或是準備幾本可以轉換心情的好書，逛美術館博物館、聽音樂劇、看舞台劇也都可行。

#除非你是深海魚，否則別避著陽光

在做自己之前，首先得活得像人吧！如果要用人類的這個身體活好活滿活得無病無憂，一定要適度接受日照。陽光能帶給你的好處，超乎想像。如晨光活化血清素分泌，血清素是快樂荷爾蒙之一，當分泌不足時，有人容易累積壓力，有人則會睡不好或感到憂鬱，還有人是敵意、攻擊性這方面會增強。

我做日光浴時一定不戴帽子，讓光明的能量從頭頂百會穴進去。如果有好的草地或沙灘，我還會脫掉鞋襪，赤腳接地氣，使濁氣病氣從腳底湧泉穴排出，並藉由接觸大地來調整自己的頻率與帶電狀態。每次做完我都感覺非常舒服。唯一要提醒：冬季寒流地太冰時，先不要赤腳，夏天正午陽光太烈的時候不宜久曬。天地合補，也是要看時機，不然補沒補到，自己先曬傷那就搞笑了。

#不輸給血糖的你，一張口就贏了

有意識有計畫調整身體的斷食，微飢餓的感覺不至於叫人爆氣。因為要潔淨身體提高靈性的過午不食，你應該也沒看過哪個修行人會因為沒吃飽，氣噗噗拿著掃帚亂打人的吧！真正會讓人因飢餓而沒耐性有脾氣的，是血糖震盪的這種飢餓感。

避免情緒爆衝，低ＧＩ值（Glycemic Index，升糖指數）的食物是你長時間維持心平氣和的好幫手。大原則高纖粗糙富含膳食纖維的為首選，原型食物又比繁複加工的更好，需要多多咀嚼的比煮得糊爛的更能減緩血糖上升的速度。下面我列一張低升糖指數好食清單，看看有沒有你愛吃的，若有，別只放在心上，也買些放家裡吧！

燕麥、大麥、小麥、糙米、薏仁、冬粉、蕎麥、全麥麵、小顆水煮馬鈴薯、雞蛋、四季豆、黑豆、毛豆、豆腐、牛蒡、海帶、味噌湯、菠菜、茼蒿、高麗菜、大白菜、花椰菜、地瓜葉、蘆筍、竹筍、青椒、秋葵、洋蔥、絲瓜、苦瓜、小黃瓜、櫛瓜、茄子、芹菜、青江菜、香菇、金針菇、木耳、小番茄、蘋果、酪梨、芭樂、檸檬、柑橘、櫻桃、奇異果、葡萄柚、無糖優格、無糖豆漿、蒟蒻、芝麻、腰果、杏仁、核桃。

溫馨小提醒：以上，都是低ＧＩ，但不一定都低熱量，吃多，還是會胖！

05

醫於未怒——擴充讚美資料庫，用滿滿的幸福感加持自己

台語有句話叫「自己褒，卡袂臭臊」，本來是用來嘲諷對方是老王，自賣自誇的那個賣瓜老王。「往自己臉上貼金吶，還真不害羞。」大概類似這樣的感覺。不過，自己看好自己、自己讚美自己，又為什麼要害羞？如果連自己都不能當自己的頭號粉絲，那這個「自己」也未免活得太憋屈了。

誇，大大地誇、用力地誇、好好地誇。我們讚美不讚醜，覺得自己好棒棒，現在好棒棒，將來也好棒棒。自己幫自己切換到好棒棒平行宇宙，如果你想要活得精采、活得漂亮，沒有任何一個人可以阻攔你。創造良好善美的思維迴路，美好的想法、美好的詞彙、美好的語言要大量地用、放膽地用、盡情地用。

替自己的人生，寫一齣好劇本

在每一個生命的片段，你都幫自己點了一個讚。願意歌頌生命的人，把生活哼成了一首歌。在你生命的長卷上，是誰揮灑？是誰瀟灑？當然是你！總不會是由一隻熊貓代筆的吧！既然如此，手繪慧命、手寫境遇如詩、手譜歲月如歌，若為精采絕倫，自誇又何妨？自信自足自我肯定自我祝福，總好過自負又自卑這般怪異的扭曲。

每天感恩世界、每天讚賞自己，是功夫也是功課。不管任何時刻，遇到什麼人，別說氣話、反話，畢竟，我們都不希望自己的人生真的變成那樣。你會說好話嗎？如果還不太熟練，現在我們從祝福、讚美自己開始練習：

1 我能看見我身上藏著不可思議的天賦，我能看見獨特的才華在我心裡閃閃發光。我是非常珍貴的存在、我用愛祝福我自己、我超級喜歡現在的自己。

2 我不花時間生氣，我花時間照顧生命。別人不能激怒我，不管在任何狀況下，我都擁有我身心靈完整的主控權。我是我自己的怙主。當然，我也笑笑不輕易干涉他人的選擇。即便他願意在口中含米田共，我知道，他也完全臭不到我。我輕輕揮一揮衣袖，不帶走任何飄過來的屎味。

3我不生氣的。遇事，我找方法、找支援，就是不找罪受。不管是天大的大事，還是鼻屎大小的小事，我都有方法對付。我是點子王，我是萬事通，我走的條條大路，每一條都通往幸福。

4現在的我感到非常安全、溫暖而且舒服。我很慶幸我每天都很會呼吸。每一次吸氣，我都為自己吸進大量的清氣。每一次吐氣，我排出身體裡的濁氣。每一次呼吸，我都讓我的身心重新恢復活力。

5現在的我感覺非常平靜、祥和而且輕鬆。我很高興我的心臟是如此強而有力。我的心跳規律平穩，持續為全身輸送最新鮮的血液。每一次跳動，我都讓我體內每一個細胞得到有力的支持。

6我樂於接受來自上天和親友的所有禮物。每天都有數不盡的好事情發生在我身上。在我心海裡，什麼都有，唯獨沒有畏懼。在我腦海裡，什麼都有，就是沒有匱乏和貧窮。

7我是我命運的煉金術士。我能化腐朽為神奇、化敵為友、化險為夷。我將悲傷轉為喜悅、我將紛爭轉為和樂、我將敵人轉為貴人。

8我經常為自己創造自我滿意自我肯定的思維迴路。在這個迴路中，只有健康、豐足、幸福和快樂屬性的事物能夠通過。

9 我用我的慧眼，看出世間繁花似錦。我用我的慧心，鋪陳世間安樂太平。我用我的慧命，演繹出一份獨一無二的幸福。專屬於我的幸福。

10 我動慧心、起善念。從現在開始，我接管我自己的命運。我喜歡替我自己做主。略過既定規則，不跟著老劇本老套路走，我從迷亂循環中醒來，不再受貪嗔癡牽引和支配。

11 我續寫生命成詩，我傾聽歲月如歌，我揮灑人生作畫。是非由人，好命由我；笑罵由人，豐儉由我；毀譽由人，開心由我。我時時刻刻都讓自己活在幸福美滿之中。

12 我與本來的自己相遇，與最高版本的自己相遇。我知道，除了我自己，我不必成為任何人。我的生命獨一無二，我是十分美好的存在，我所做的一切都很有價值，我所說的每一句話都充滿了對生命的祝福。我祝福自己，也祝福共我有緣的每一個靈魂。

更多冥想導引，掃描 QR Code 收看「洛桑冥想屋」：

06 止於將怒——調節內在小宇宙，回歸和諧的四個手印

人身小宇宙，宇宙大人身。西藏醫藥學與印度阿育吠陀（Ayurveda，長壽養生術）皆認為自然界萬物，包含你與我，皆由地水火風空五元素組成。宇宙本身是一個和諧良善的存在，若人也能恢復本來的和諧狀態，也就是地水火風空五元素平衡穩定、相輔相成，基本上就會是健康的、不生病的。

我常常請我的病人抽空去山上、去海邊、去親近大自然，目的正是希望他們藉由美好的自然環境來校正自身五元素的失衡。這是從外部下手。當然，調控的開關我們身上也有，從內部下手的方法之一，即為打手印。

正如耳朵跟腳底為全身臟器的縮影，透過刺激各器官的反射區，比方說下耳針或者是按摩，便能達到養生保健的目的，而且按起來還挺舒爽。類似的概念，我們同樣也可以透過打手

印來引導體內能量流通。在印度跟西藏，雙手還被視為連接宇宙能量的通道，所以想要天人合一、內外無別時，我們常會看到修行者雙手合十，這就是在打「合十手印」。各式各樣的手印，可用來矯正人體五元素失衡，有的改善循環、強化心肺，有的能安穩心神、提升整體健康，不同的手印能帶來不同的療癒。因為本書的主題是「不生氣」，所以我特別選了四種可以幫助自己身心回歸和諧穩定的手印，一起來看看：

智慧手印

這個手印也稱為「知識手印」。光聽名字就知道，它對學習很有幫助。智慧手印不但能為你贏來平和、安詳的心境，轉化負面情緒為正向動力，助你在靈性修持上有所提升。智慧手印還能令大腦智力、記憶力、學習力、專注力等各種力，都更給力。前面章節有提到，我們因為沒有好好使用智慧、因為無明，所以才產生的貪嗔癡三毒。當你智慧清明時，前因後果自然看得清清楚楚，看清楚之後，很快就會發現各式各樣的「情有可原」。當你能領悟，「只有那最壞的狀況、沒有那最壞的人」的時候，慈悲心升起來、同理心發揮作用，自然而然不會想要生氣。

動作：將食指與大拇指指尖對接，其餘三指自然攤開。（圖1、圖2）

智慧手印與你我常見的合十手印一樣，都非常無敵，幾乎沒有任何限制。不分男女老幼，你盤腿靜心冥想時可以做、會議中可以做、單手雙手都可以，甚至在等人、搭車的空檔，通通都可以做。如果你喜歡西藏唐卡藝術，你對這個手印肯定不陌生。唐卡上不少佛菩薩都以打著智慧手印的形象出現在我們眼前。

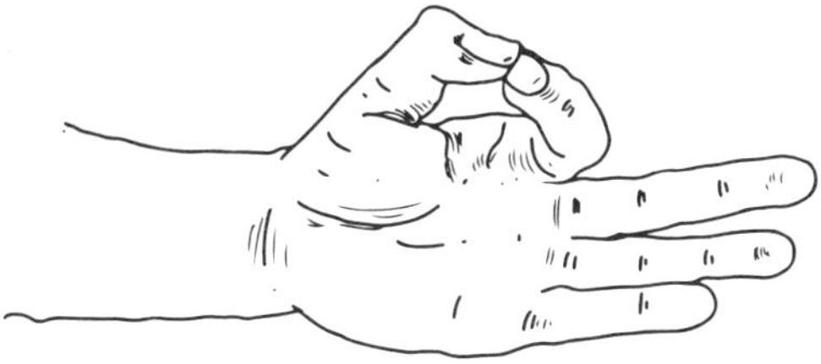

圖 1

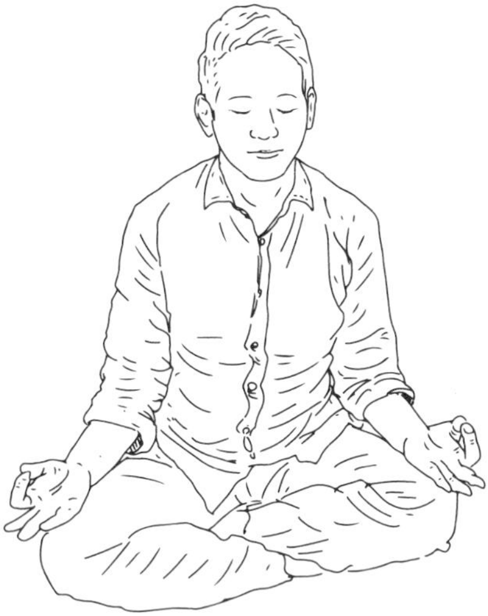

圖 2

禪那手印

這個手印也叫做「禪定印」或「專注手印」。它可以幫你好好地專注良善、專注幸福、專注健康。《華嚴經》記載：「心如工畫師，能畫諸世間」，然而經書這樣說，很多人卻覺得沒那麼容易。我發現之所以畫不成、心之所向美夢都沒成真的原因之一是不夠專注。越多怨念妄念雜念分分鐘分散你的精力和願力，願望自然是越難達成。別喪氣，是人，都會分心，就連修煉幾十年的大師都不例外。打好這個禪那手印，可以幫助我們願力全集中。

話說禪那手印非常古老而經典，自古以來，印度和西藏的修行者都非常喜歡這個手印。是說能加強專注力，誰不喜歡呢？現代人可以分心的事情很多，專注力稀缺如金，都快變成一種超能力了。我認為贏在起跑點還不如贏在專注力，希望這個禪那手印能幫到你，不管做什麼，精進有如神助。

動作：一隻手掌與另一隻手背相疊，大拇指相接。（圖3）

圖3

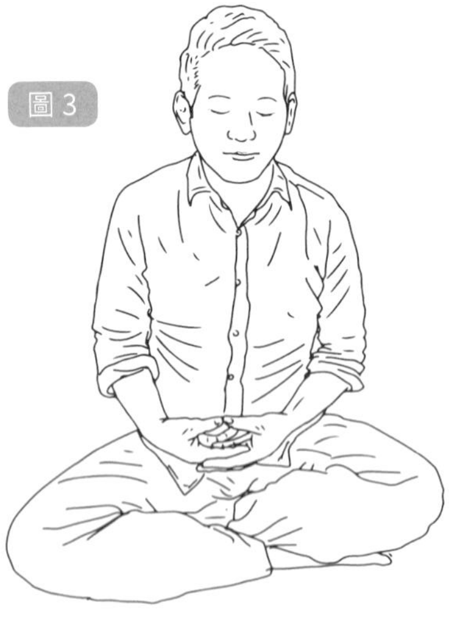

有些地方打禪那手印頗為講究，手背相疊還分男左女右，女性右手在上，男性左手在上。不過我學的沒有特別去區分，順手即可。畢竟慣用手有人左、有人右，老話一句，「隨順」為好，無須糾結。每當我想要停止負面妄想、恢復身心和諧平靜時，我認為這是一個十分可靠的手印。入定老僧冥想、靜坐，很多也都是打這個手印。但不一定要有宗教信仰才能使用，一般人快要生氣、心情悲傷時，或者你在練呼吸、在調息或者閉目養神休息時，都很適合打禪那手印。

無畏手印

有些狗狗害怕的時候，會汪汪叫得特別凶。這時候如果你跟牠說，「不怕不怕，沒事」，柔聲安撫一番，狗狗很快會安靜下來。我們會去安慰狗狗、勸慰害怕的人，但我們自己呢？珍愛生命、發揮慈悲心的同時，有時候確實是會忘記自己也是那眾生之一啊，也需要被珍愛。施無畏，對著別人施的同時，也是在讓自己無所畏懼。這就是「利他行」神奇的地方，有心利他，到頭來受益最多的反而是自己，這個我特別有經驗。

動作：右手五指自然向上舒展，手心向外、手掌略傾斜朝上。（圖4）

無畏手印單手即可，一般我會用象徵智慧手的右手來做。施無畏手印意思是把地水火風空五元素的能量布及到你的周身與環境中。此手印寓意保護、祝福、仁慈，施一切眾生安樂無畏，當然這個眾生，也有包含自己。另一層涵義是，願意接受眼下所見到的一切，有一點明事理、通人情、體貼包容的感覺。至於什麼人可以做這個手印？有手的人。經書說得妙：「信心如手，有手之人入海寶藏，隨意拾取。」是不是，就跟你說你本來就是豐足的吧！尤其當你願意為人施無畏的時候，天上地下都會聯合起來幫助你、給你援助。打這個手印的時間不在長，重點在於心意，心意到信心到，力量就到。

圖4

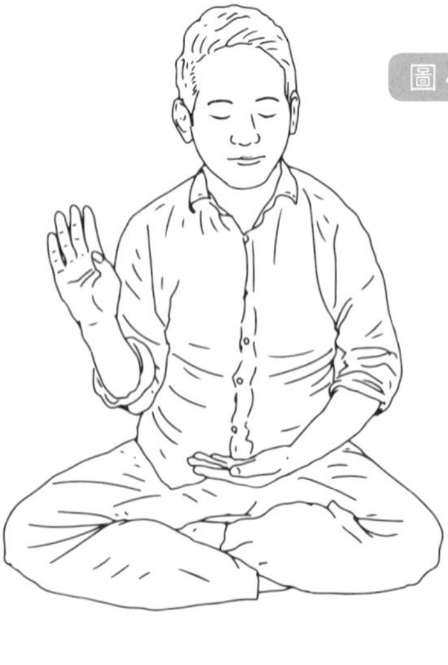

止怒手印

別人生氣時我們會說他在「發火」或他很「火大」，不會說什麼水大、風大。沒有錯，五元素裡面跟發脾氣最有關的即為火元素。如果逆境、惱人的鳥人來得猝不及防，突然到你熊熊來不及開智慧。權宜之計，不妨先把火藏起來。

動作：拇指壓在無名指根部的止火點，再把拳頭握起來。加強版是一握一鬆，直到消火為止，期間拇指持續按壓在止火點上。（圖5、圖6）

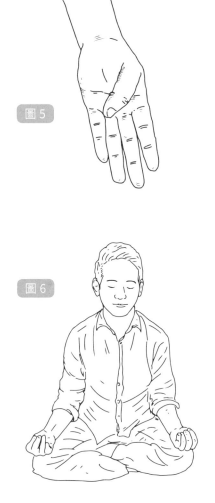

圖5

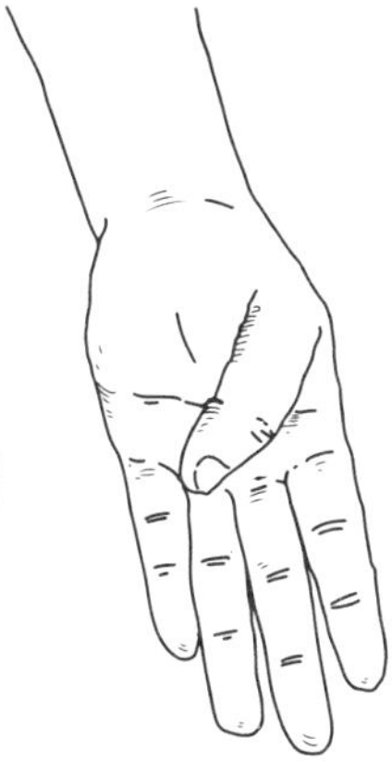

圖6

止怒手印可單手，亦可雙手同時做。打止怒手印不僅為你降低憤怒與緊張，還會產生一種安定安心的感覺。你去看那剛出生的嬰兒，他們天生就是這麼藏著大拇指，安安穩穩在睡覺的。道家養生達人稱之為「握固」，握固目的在於守一。守一能如何？強身體、禦邪氣！

有些人在憤怒或焦躁不安的緊張時刻，都會不自覺攥緊拳頭，這很正常。因為人體本來就是很體貼人心的，身體會自動做出一些姿勢或反應，應對突發狀況。但現代人情緒激昂起來可以非常極端，光靠握拳，恐怕已經不夠用。這時候把大拇指藏進拳頭裡會比光握拳，紓壓泄火效果來得更好。若還不夠，再加上一握一鬆的動作試試。若還是不夠，哎，不是，我說你這人怎麼就這麼委屈？居然有這麼多事可以惹怒你！沒事，手印行不通，我後頭還有其他方法，我們繼續看下去……

07

止於將怒——算數學打遊戲玩成語接龍，啟用理智腦

我們人之所以可以在地球上活得好好的，除了天公伯保佑之外，我們頭殼裡不同腦區，包含記憶腦、理智腦、視覺腦、情緒腦、運動腦、聽覺腦、傳達腦等，它們之間的合作無間，更是決定了我們活得幸不幸福的、爽不爽快的關鍵。我在本書第二章所教的心法，多著眼於「醫於未怒」，透過開啟真如智慧，令不利生的嗔恨習氣自然鬆脫。但在尚未完全鬆脫之前，還是有一些小技巧，可以幫助我們不再去助長嗔恨習氣的深化與惡化，不讓帶有毀滅性質的怒氣真正爆發出來，傷了別人也害了自己。

怎麼做呢？讓理智腦來緩一緩情緒腦的過度煩惱。要知道，煩惱的出現，在某一方面也是在警示「情緒腦運作過度，該休息復原囉！」當你收到這個訊號的時候，能夠透過冥想、放鬆瑜伽、去森林裡深呼吸、做日光浴、欣賞月光，來保養你的大腦。

善用意識，捍衛自由

別讓情緒腦過度操勞，廿四小時卡在工作崗位上，想想，你還有很多好用的「員工」呀，比方說你的理智腦，他就特別聰明，換上他來值班，很多難解的問題，都不成問題。這其中的切換，需要你有意識地去控制，在尚未開啟覺知之前，不知不覺被情緒左右、被喜怒哀樂牽著鼻子走，那都很正常。若想要活得自在、自由，從現在開始，便要懂得善用意識，來捍衛自己的自由，拿回自己生命的主導權。

順帶說明一下，情緒並非完全無用，它們也是為了提高我們的生存機率而存在的。比方說焦慮是在催促你未雨綢繆、厭惡噁心是讓你避開腐敗食物、恐懼提醒你遠離危險……都有用處。有意思的地方來了，如果你想讓情緒消停，你只要啟動理智腦，你的身體自然就會知道，「啊，我的主人收到提醒了，我可以下班了。」倘若你刻意壓抑，情緒腦反而更著急，「是不是我提醒得不夠清楚，那我可得再強烈一些。」這也就是為什麼人家叫你冷靜一下，你反而更不能淡定的緣故。

我每每勸人不要抱團抱怨的原因就在於，持續去複習煩惱，人只會更煩惱而已。現在，我們來練習幾個技巧，有意識地活化喚醒理智腦區，自己將自己從情緒腦幻化出的種種情境中給拔出來，回到當下、回到現實。

#算數學或閱讀

腦科學家研究成功人士的大腦，發現他們在前額葉皮質這一塊非常發達活躍，這一區塊主管著我們的理智。面臨同樣的危機時，前額葉皮質成熟的人能更有效去思考、更專注也更有執行力，去掌控局面。換句話說，他們控制情緒，而非受情緒控制。強者能集中自己的意識，控制記憶，選定關注目標，主動關注機會、快樂、健康、幸福，而不是被妄念牽著鼻子老愛關注一些負面的、激情的事情。

好消息是，腦力跟肌力一樣，都可以經由訓練而更發達。演算數學題目、閱讀高品質的文章，都是很好的訓練項目。在生氣潛伏期，別叫情緒腦決定事情，改推理智腦上。怎樣召喚？你算幾道數學題、讀幾頁書，因為這是理智腦負責的，他隨傳隨到還不跟你要加班費，非常盡責，只要別忘叫他就好。

#打電動

不喜歡數學跟文學的人，那就打電動吧！因為目的是要「止於將怒」，所以挑選益智類遊戲，比格鬥類、動作類打打殺殺，動不動爆腦漿噴血的那種更好。解謎、消除、數獨、牌類遊戲，越需要你思考的越好。使用得當，電玩遊戲也能成為養生利器！現在很多國家在預防高齡失智上，也都會導入各類電玩，讓老人家在開心的遊戲時光中，輕鬆達到活化大腦與延緩退化的效果。

溫馨小提醒：電玩這種東西，用得好可以預防失智，用太超過反而又衍生出年輕型失智症的問題。玩到成癮，那就是太超過！護生、養生都求個平衡，剛剛好，就很好。

#成語接龍

一個人生氣可以用上面兩個方法解決。兩個人生氣，快要打起來，那就用成語接龍一較高下吧！這是我從朋友那裡得來的靈感。這個媽媽悠哉悠哉不用暴力的方法去教訓孩子，不罰不罵，每次兩個小男生一拌嘴、一計較什麼你的我的，她就叫他們去一邊成語接龍，等分出勝負時，早就忘了當初是在計較什麼芝麻綠豆。我覺得多學成語、多讀詩詞都很好。比起出口成髒，出口成章才是真高級。

當然啦，自己跟自己生氣的時候，也可以自己跟自己玩成語接龍，或者背誦一些優美的古詩詞、手抄經文靜心，讓理智腦重新把關注力放在善美的人事物上面，是對自己生命能量最好的運用。

08

止於將怒——日用型哈呼吸＋夜用型聽呼吸，廿四小時防漏

問：「人命在幾間？」對曰：「呼吸之間。」這是《四十二章經》裡的一段經典問答。問得精闢、答得精妙。我覺得真的是這樣耶，嬰兒第一哭氣吸進來，生命就開始了，老者臨終最後一口氣呼出來，人就畢業了。生與死的距離其實並不遙遠。我們有幸來到地球歷練，靈性可以飛速成長，一定要好好把握這個機緣！分秒必爭、勇猛精進。有限的時間，千萬別浪費在瑣碎之事上面，也不好被亂七八糟的情緒給耽誤了。

沒經過你的允許，他人無權激怒你

永遠記得，「沒經過你的允許，任何人都無權激怒你！」拿回自己的力量、管理好自己的

心意，有九成的煩惱與不安，都將遠離你。能掌握你命運的，並非別人的一句話、一個惡劣的舉動，而是你自己的智慧之心。除非你把智慧功能「關機」，否則，沒有任何人能在你不同意的狀況下，隨意糟蹋你、使役你或勒索你。下面教兩個在你將怒未怒之際，能幫你泄火清火的呼吸法。分日用型和夜用型兩種。先來講白天的。

#日用哈呼吸步驟

步驟一：雙掌朝上畫一個大圓，鼻子慢慢吸氣（圖7）

步驟二：憋氣三秒，此時身體去感受掌心溫度（圖8）

步驟三：下壓三次嘴巴哈出氣，短急快。哈一聲壓一下（圖9）

適合白天做的日用哈呼吸，你一起床、趁白天工作空檔，或察覺到自己可能快要生氣的時候，都可以練習。呼吸間懷抱感恩心，效果尤佳。姿勢方面，站著、雙腳踩地坐著、盤腿坐或是躺著都行。只提醒一點，或坐或站或躺，姿勢儘量正，保持脊柱挺直為宜，別站三七步、駝背凸肚或歪斜身體。

哪隻手在上、哪隻手在下，左右手不拘，順手即可。雙掌交疊覆蓋在身軀上，擺放的位置可以是胸口膻中穴的位置。膻中位於胸部正中線平第四肋間隙處，就是兩個乳頭連線正中

圖 7

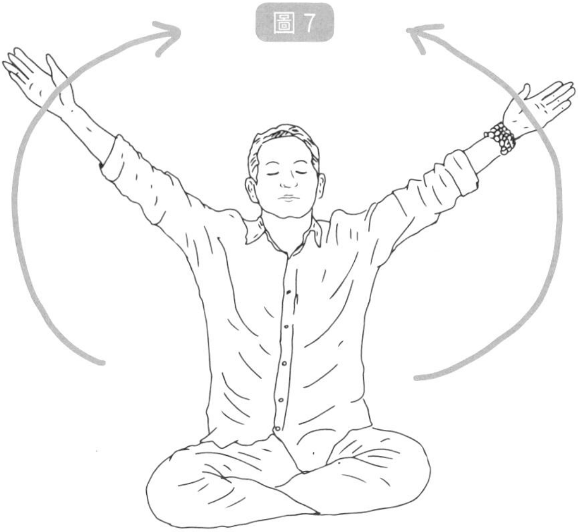

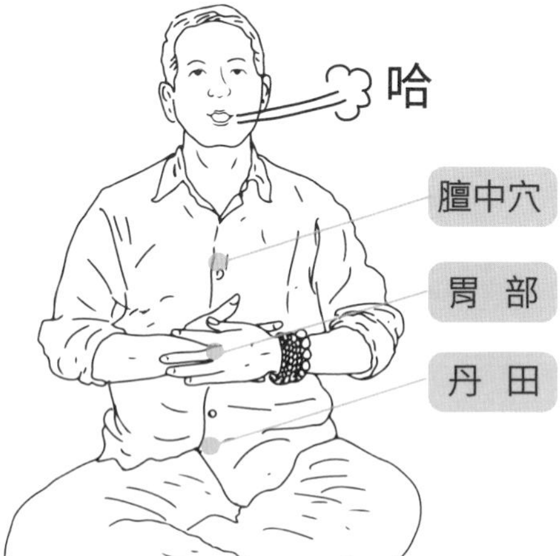

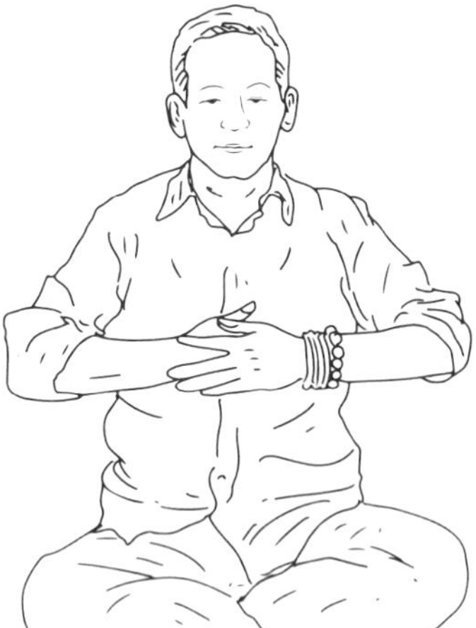

圖 9

圖 8

間的地方。當你覺得有一股惡氣憋在胸口的時候，你可以把手放在這裡。除了膻中，雙掌還能放在肚子上面，胃不舒服、消化機能較弱的人，這裡是個好位置。再來第三個適合的位置是丹田，大約在肚臍下三吋。你可以專挑一個部位做日用哈呼吸，也可以三個位置都做。如果三個位置都做，建議由上而下，先膻中，再來胃部，最後才是丹田。（圖10）

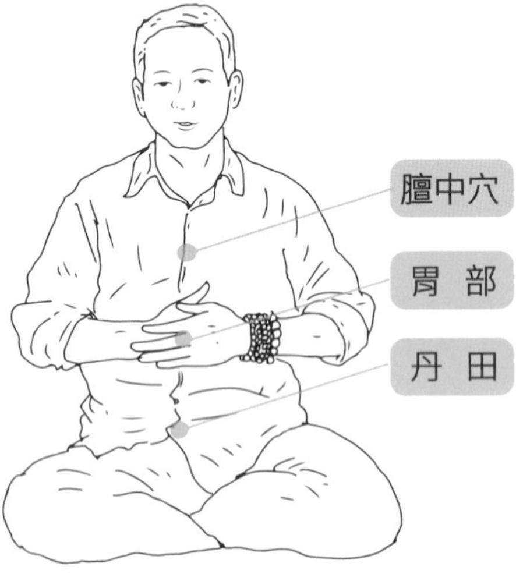

圖10

#夜用聽呼吸步驟

步驟一：手指塞住耳孔，鼻子吸氣聽自己的吸氣聲（圖11）

步驟二：手指持續塞住耳孔，憋氣三秒，全身放鬆（圖12）

步驟三：手指持續塞住耳孔，嘴巴哈出氣，慢長細。哈三次（圖13）

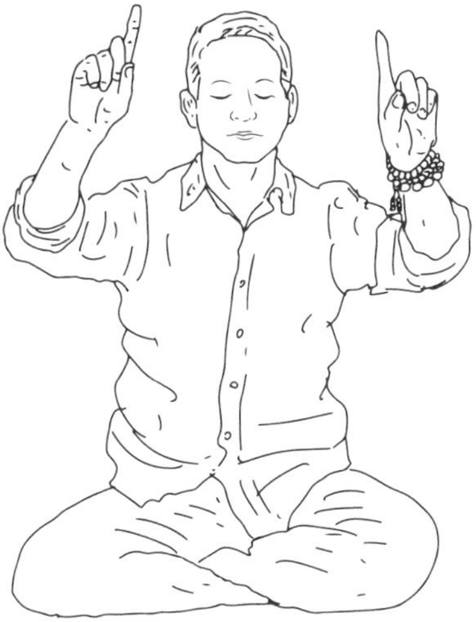

圖 11

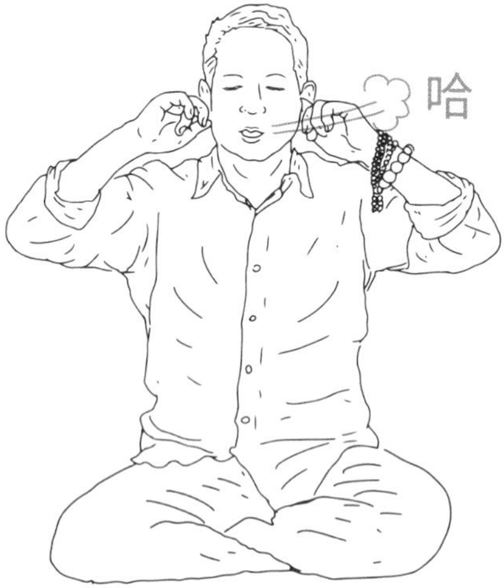

圖 13

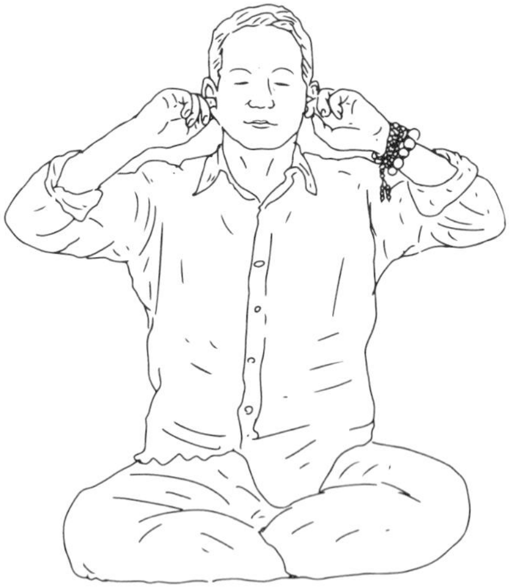

圖 12

適合晚上睡前做的夜用聽呼吸，太陽下山後你就換練這個。對於想要增進睡眠品質的人，我都會請他們在戌時晚上七點到九點間，差不多就可以開始準備睡覺的心情了。拋開各種煩心事、放下手機，好好靜心，宜做一些較為靜態，能令自己心情愉悅、放鬆的好事情。比方說寫字抄經、練陰瑜伽、伸展身體，也可以來做這個夜用的聽呼吸。這是針對失眠的人而言。

一般來說，整個晚上都適合練習夜用聽呼吸。聽呼吸的重點在於「聽」。聽什麼呢？聽自己的呼吸聲。我們用手指堵住耳孔，把噪音或一些會令你精神亢奮的環境音通通隔絕在外。拇指或食指都可以。姿勢方面，因為講究全身放鬆，躺在床上練是最好，其次是坐姿。

日用哈呼吸心情上是懷抱感恩心，夜用聽呼吸心情上你不用抱任何東西，放鬆、放空就行。有雜念妄念跑出來也都沒關係，讓它們如水上的落花，順水漂走便好。因為是在排身體濁氣，身心靈三者連動、緊密相關，有時連你心裡、腦海裡的糟心事也會跟著浮現，不要緊，莫抗拒莫嫌棄，隨呼吸把它們通通「哈～」出去即可。

日夜皆爲哈字訣，快慢有別

日用哈呼吸跟夜用聽呼吸，皆為「哈」字訣。但早上的哈，是短、急、快，帶點力度的哈，而夜晚的哈，是慢、長、細的哈。哈～～，嘆氣一般，把叫你心煩的、討厭的、氣噗噗的，通通哈出去。日夜都是哈三聲，早上快、晚上慢，剛好很符合早上需要活力充沛、需要交感神經主導，夜晚需要靜心放鬆、需要副交感神經上位的生物鐘節律。

我不會武斷地說，「呼吸練得好，人生沒煩惱。」人生哪有這麼簡單吶！但如果你好好跟著我練這個哈呼吸和聽呼吸，那麼我們便又多了一種方法，來幫自己增強抗壓力、適時排解煩惱。壓力、痛苦、煩惱、怨氣、鬱悶，最怕累積。每天早晚，急促的「哈、哈、哈」給它哈下去，舒長的「哈～哈～哈～」將濁氣病氣哈出心裡哈出身體。江湖在走，保養的方法要有！

收看教學影片請上 YouTube 搜尋「洛桑加參保健室　哈呼吸」

或掃描 QR Code：

09

止於將怒——拿出鏡子，看見自己裡外都美麗

每次在外頭授課，笑話講完，剛要進入到正經醫學知識的時候，我看很多人還沒聽下去，眉頭就先皺了起來，似乎覺得這事不好辦、不容易學、不能輕易搞懂。非也非也，關於健康，其實你是知道的，你比誰都還要知道。先來看看下面兩種選擇，你更中意哪個呢？

選項一：垂死病中驚坐起，小丑竟是我自己，氣壞自己沒人替。

選項二：垂死病中驚坐起，仰天大笑出門去，出門燃燒卡路里。

用膝蓋想也知道，當然是選二啊！長得漂亮不如活得漂亮，若能優雅微笑，又何必對人露出呲牙裂嘴的恐怖小丑模樣？人熬在怨恨裡，熬壞的何止身體，臉上若現出連化妝都難以遮掩

的哀怨，熬壞的可就是一生的運氣。即便生做天下第一美人，罵罵咧咧的模樣，也必定是不好看的。

真正值錢的美容，是不花一毛錢的微笑

話說我們臉上的小肌肉拉提，三、四十歲打打玻尿酸還行，五、六十歲之後還得靠自己拉提。怎樣拉？經常露出笑容訓練自己的蘋果肌，預防面部鬆垮，轉化面相變成有福的相貌。蘋果肌也有人暱稱它為「笑肌」，因為它在你笑起來的時候特別明顯。兩團笑肌能為整臉增加柔和、親切和青春洋溢的感覺。一般來說，幼兒的蘋果肌都非常發達、十分可愛，笑起來臉肉肉的，相當討喜。隨著年齡增長，成人臉部肌肉鬆弛，尤以嘴側掛著兩條凹陷的法令紋最是顯老，也讓人看起來有點嚴肅、有點凶。有些人的法令紋裡還透著一股淡淡的哀愁，常年掛著一張苦瓜臉，看起來人生好苦。我預防自己法令紋變深的方法，也就是靠著笑容訓練自己的蘋果肌。上方肌肉有力，整臉拉提的效果非常好，臉部線條也會相當自然。

當醫生每天要面對許多受病痛折磨的人，展露親切和善非常重要，讓病人確實感受到自己的關切和熱忱是我對自己的要求。畢竟生病的人已經很苦了，我若是還看起來很凶，或是很

愁苦的樣子，那整個診間豈不是苦作一團。我如果笑笑地出現在大家面前，病人就會有信心，感覺病情可控，會覺得事情也沒那麼嚴重嘛！我要是殺氣騰騰、咄咄逼人，病人有問題都不敢問，有什麼壞習慣都不敢講，這就傷腦筋了。進到療癒的領域，和顏悅色才是最好用的通行證。

給自己選擇的機會，直視自己直指內心

第二章講過很多不生氣的方法，大多是開智慧去無明的心法，從心靈層面去做優化，讓嗔恨怨怒這些不利生的習氣自然鬆脫。這是從裡面來。從外面來呢，則是請你拿出鏡子來。在每一次快要生氣罵人的時候，照一下鏡子，跟自己確認過眼神，確認眼角的紋路，每一條都洋溢著快樂幸福。

想要發脾氣的人，看到自己氣得嘴歪眼斜、怒髮衝冠的模樣，可能都會認不出自己。透過照鏡子，有意識地去覺察到自己面容的變化，人心本就存在著趨真、趨善、趨美這樣的特性。只要能意識到，就會自動校正，自動把歪的變成正的，把不好的變成好的，把不好看的變成好看的。

幸或不幸、美或不美、憂愁生病還是幸福快活？煩心還是安康？我們其實天生就很會選，

很知道自己要什麼。只是被外頭紛紛亂亂影響的時候，一時間沒把持住，一起跟著風中凌亂。這時候，嗔心一起，慘了，就是自己耍白癡的開始。嗔心具有毀滅性質，它會屏蔽你的真如智慧，引導你進入一個比較糟糕的境遇裡去。讓人連最簡單的選擇題，都選不到好的。叫人出醜、出糗、丟臉、失體面、失理智，這些都是嗔心的作用。阻止嗔心搞破壞、喚醒覺知最快的方法：照鏡子。或是透過任何會反射自己形象的物品，好好看一看自己。看一看自己是笑著，還是怒著。確認自己的真心實意，你更願意笑一笑十年少？還是氣一氣少十年？我想，應該沒有人真心想要少活十年吧！

有一種很美的布施，它叫做「和顏悅色施」。你對他人和顏，你對自己悅色，你把微笑同時布施給別人和自己。如果人生是由無數煩惱串起的一條念珠，誰又能夠阻止我們笑著把它數完呢？當你仰天大笑時，來找碴的都怕了你。當你微笑時，全世界都愛了你。

10 治於已怒——打掃衛生以保衛生命

你不會在劇烈運動過後馬上去做健康檢查，如果做了，血壓量出來可能會嚇到醫生。在我們診所，做療程要入針的時候，我們會請客人儘量放輕鬆，先請客人喝茶，給一顆紓壓捏捏球，有時候護理師還會跟特別緊張的患者故意聊一些輕鬆的話題，轉移注意力。因為人一緊張起來，痛感跟針感都會特別明顯。越緊張肌肉越緊繃，越痛。

做任何療程，不管是保養性質，抑或是醫療性質，不能做到心情愉快情有可原，生病了誰還愉快？但至少，儘可能保持心境上的平和，是非常重要的。看西醫、看中醫，都一樣。你要是今天氣呼呼的進診間，脈把不了不說，要針、要灸、要拔罐，都會有一定的危險性。從西醫的觀點來看亦是如此，得先緩過來、別那麼亢奮激動，療癒與再生才有可能發生。就好比一個處於戰爭狀態的國家，很多創造性與建設性的事情都沒辦法做，人也是一樣，心情像在打仗，哪還有閒情逸致晴耕雨讀？激憤的情緒，導致細胞、內臟、血液、荷爾蒙分泌、自癒與免疫機能充滿變數。尤其嗔怒，這種與人為敵的心態，會去狠狠地刺激到交感神經，引發後續一連串反應。生氣對健康的人有傷害性，對準備做療程的人，也是相當不利。

氣極則亂，紊亂的時候，不適合做療程，不適合買股票，不適合開會下決策，那適合幹啥？我認為打掃衛生倒是很不錯，力氣特別大。下回不小心生氣的時候不妨試試，先別和人講理，去洗車、去清瓦斯爐的老油垢、去刷浴室的陳年皂垢，都會特別乾淨。都說「心要靜、身要動」，當心已經靜不了的時候，把身體動起來，把多餘的火，轉化成淨化的動力，把環境弄清爽了，心也跟著清淨。

淨手淨足淨心，讓不好的隨流水而去

我本身原是個不修邊幅、不拘小節的人，說人話就是房間亂到沒地方下腳，也不會特別在意。洗衣服的時候一坨進去、一坨出來、一坨晾在那，反正西藏很乾燥，不好好晾也是會乾。在佛寺學習的時候，看到師父師兄都跟我很不一樣，他們每天都整理，每天清掃，尤其讓大家拜拜的地方，都會弄得很乾淨。比較特別的是，西藏日頭好，曬經書、曬大佛，定期都會拿出來曬。而曬唐卡的那一天，肯定會是個大晴天，特別吉祥。據說這個曬的傳統，是從釋迦牟尼時代就傳下來的。從前僧團曬床墊曬被子曬得是特別勤，對衛生相當講究。

耳濡目染，我開始慢慢變得喜歡乾淨，從淨手、淨足中學到了淨心，從沐浴、從更衣中，學會了怎樣幫自己除去心裡的髒汙。漸漸的，我體會到為什麼從前僧團在打掃衛生這個環節，非常重視，規範得非常細緻，一條條列出來，甚至不輸五星飯店打掃客房的標準作業流程。「人心妄念太多，顯化出來就是外境的雜亂。透過整理外境，也能使內在轉為清朗明亮。」這一點，前輩都知道，但前輩都沒說，體會箇中奧妙的我，現在是不是可以拈花微笑了呢？擁抱內在平靜的方法，不說給你們知道我也是嘴癢。曬一曬（火元素）、洗一洗（水元素）、通通風（風元素），地水火風空五元素中，有三個元素可以幫忙我們淨化，淨化了外境，心境還會風中凌亂嗎？自然是不會了。

斷捨妄念，讓不適合自己的自動脫離

針對不同生氣的原因，我實驗了四種不同的整理法，分享如下：

#因沒有頭緒而生的氣

可以透過整理書桌、辦公桌，或把電腦桌面、資料夾，手機裡的應用軟體進行分類。把不需要用到的刪掉，把該更新的更新一下。整理這個功夫，似乎有一種神祕的「慣性」，只要一開始整理下去，就會繼續整理下去。我自己都覺得神奇。

#因氣場紊亂心情跟著亂糟糟

點香是淨化環境最快的方法，也是我幾乎每天都在做的方法。西藏人以香供佛、老藏醫以香替人治病，其來有自。別的香我不懂，藏香倒是可以稍微說一說，基本上如果你到西藏佛寺買到的香，都是有所本的，以藏醫藥學為本，比方說我現在很喜歡的一種，裡頭就有紅白檀香、三類沉香等三十多種天然藥材製成，淨化空氣是基本，聞者安神鬆緩、疲勞全消，另外還有預防傳染病的好處。至於藏醫在用的香，配方一樣講究，清熱解毒、清心安神、治胃不好的、治心情不好的……治什麼的都有，有的還會特別規範燃香的時辰。

用香這種事，東方國家各有各的香，各有各的巧妙，不必執著於藏香，選一款讓你舒心的，對你味的，就對了！或者，使用純天然的香氛精油，也是很好的選擇。有植物們的陪伴，淨化淨心肯定好辦。

#因無法決斷而生自己的氣

做選擇，向來不容易。首先要貼心，不是要你去貼別人的心，隨便貼在別人身上那是一種騷擾，我這邊說的「貼心」是要跟自己貼心、知心。搞清楚心意，才好辦事。在還沒搞清楚前，與其在那裡煩、想一些有的沒的，不如去整理衣櫃。把舊衣處理一下，把舊物整理一番，保留自己喜愛的，捨棄不適合自己的，再清出一些空間來，為即將到來的心悅之物保留空間。心留餘地，好的美的善的都進得來。

#因金錢問題而生氣

整理冰箱跟存放食材的區域。金錢問題很多都源於對匱乏的恐懼與憂慮。適度的憂慮是我們未雨綢繆的動力，過度的恐懼就屬於妄念了，可以捨棄。其實不是真的不足，你可能還有可用資源卻沒看到。這時候，把冰箱打開，幫自己做一頓「清冰箱好料」，藉此恢復一下使用創造力的功力。也可以把永凍層裡的包子饅頭水餃拿出來，趁機反省一下自己是不是也把身邊有能力的夥伴給冷凍了起來，才使得自己捉襟見肘。最重要的是，你心裡住的那頭猛瑪象、那隻始祖鳥，是不是都被你給封印了？你沒有什麼不足的，解開封印，讓天賦重見天日，你養好你自己絕對沒有問題。如果願意，你還有本事開倉放糧呢！誰都能小看你，唯獨你自己不可以。若連自己都看自己沒有，那可就是真落魄了。

11 治於已怒——步行健身，拉伸增加彈性

生一個氣，我估計會損失七樣東西。損失時間、損失健康、損失營養、損失好心情、損失關注好運的機會、損失一些和諧的關係，最後一個損失的是金錢。如果你正好在下單買金融商品、如果你正好在做重要決策、如果你正好在海邊拿著一支萬把塊的手機，氣到不小心將手機摔進海裡、氣到喪失理智做下錯誤決定、氣到手發抖買錯股票……生一個氣，保證穩賠不賺。等恢復理智時回頭看，恐怕再強壯的心肝也都不夠你捶。

正所謂上人醫於未怒、中人止於將怒、牛人治於已怒。呵呵，以為我要說「下人」是吧！寫一篇文教你成為人下之人，這種文是拿來整人的吧！當下人沒意思，還不如做一回牛人。縱使百轉千迴，牛人總有厲害的方法對付。損失，不怕不怕，補回來就好。

壓力大火氣大的時候，身心宛如處於戰鬥狀態，打仗總是很花錢啊。生一個氣，你消耗的

不只是身體的元氣，還消耗了礦物質鎂、維生素C和B群。氣完了，記得找時間把這些營養補回來。另外一個要補回來的，是你的健康積分。健康是一個平衡的概念，多累積健康小福報、少累積小罪惡，最後加總起來是正的，那就沒問題。愛生氣、脾氣不好，屬於小罪惡的部分。生一個氣，你之後可能需要彌補關係，不過明天的事明天再說，現下，你可以先幫自己彌補健康。我最推薦的，是走路和伸展這兩招。

走出焦慮，走出生命力

西醫之父希波克拉底曾說：「走路是良藥。」一日行七千五百步，是對失眠、代謝症候群、失智、憂鬱、情緒失調、骨質疏鬆、便祕，以及心血管疾病最好的預防。這是就你的身心健康而言。對你生命的精彩度而言，走路可以走出創意和好點子，科技人才卡關的時候，要嘛去走路開會，要嘛走路逛街……然後程式就寫好了。中間那一大段過程，我們又不是工程師，直接省略，不用深究，只要知道走路、步行、健走能創造靈光乍現的契機。懂得幫自己創造契機，便可把生氣時賠掉的好運氣，重新召喚回來。

我們擁有的人身，比任何家電的設計都還要精妙。其中有一個排除障礙程序，就是靠「走出去」來啟動它。當你對生存感到焦慮、對外境不可控而生氣、被紛雜情緒阻礙你感受幸福時，如果你只是坐著想，很可能會變成坐困愁城，越坐妄念越長。解焦慮、消怒氣，走起來，才是正解！腳勤的人不矯情，快走超過半小時，走到身體發熱發汗、走到多巴胺分泌這種程度，代謝循環、免疫力跟心情都一塊兒變好。

身體的伸展，心裡的舒展

身心靈三者相互連動、息息相關。好消息是，你養好其中一個，另外兩個也會受益。比方說你養心靜心，就對身體荷爾蒙分泌平衡、自律神經平衡很有益處。

很多時候，人都是因為不明白不了解而生氣，因為戴了有色眼鏡帶入偏見來詮釋世界，以為被騙了、被貶低了、被欺負了、被冤枉了，所以生氣。怎樣可以避免這些糟糕的狀況發生？開智慧開慧眼，用正念去詮釋生命，恢復自己靈性上感知幸福的能力。這是方法之一。如果覺得難、覺得不理解，那你還可以試試下面這第二招。

當你思考僵化、心靈變得頑固死板的時候，請練習瑜伽、皮拉提斯等伸展類運動。或是練習我在 YouTube 上教過的「藏傳太極，調和身心靈」，好好釋放堵塞你生命能量運行、卡在肌肉裡的種種小情緒。當人筋骨肌肉變得柔軟，你的心，也會跟著柔軟起來。剛硬易折，柔情……是一種衛生紙。誒，不是，柔情似水，水利萬物而不爭、水能適應千萬容器的變化、海納百川……放軟自己，放鬆自己，放下自己。從此再無憤慨固執，只有暢情適意的美好人生。

願你美好如此，時刻與安樂不相離。

收看「藏傳太極，調和身心靈」教學影片，請掃描 QR Code：

12

治於已怒——召喚多巴胺、血清素、褪黑激素、乙醯膽鹼和腦內啡

人跟人生氣的時候，外頭掀起一場戰爭，內部自己的身心呢，也會像是被戰火蹂躪過一般，傷痕累累。還好，你現在還在呼吸、還有心跳，那些不能將你擊倒的，只會讓你更強大！「凡殺不死我的，必使我更強大」光這句話喊三遍，就有喝雞湯的效果。然而現今社會挑戰更多，光喝雞湯怕是還不夠，於是我替你準備了一些「雞精」，把家庭跟職場當成道場在修煉的人，先喝了再上！這「雞精」一共有多巴胺、血清素、褪黑激素、乙醯膽鹼和腦內啡五種口味。還不用真的殺雞燉雞，從我們自己的身體裡就可以提煉出來。

#快樂多一次：多巴胺

科學家做小鼠實驗，在裝置上設定燈亮時會有糖水流出，小鼠喝了嘗到甜頭，鼠腦分泌出

多巴胺。經過反覆測試，研究者發現多巴胺的分泌有兩次高峰。小鼠看見燈亮，多巴胺分泌一次，等真正喝糖水時，又再分泌一次。多巴胺屬於一種快樂荷爾蒙，它使生物心情好有幹勁，我們的身體還能利用它減少氧化壓力對細胞造成的傷害。多巴胺系統運作無礙的人，一般老得慢、老得比較健康，平均可多活七到九年。

生氣一次已經虧到，我們用快樂兩次來彌補。感謝小鼠的貢獻，我們現在知道，想要兩次多巴胺分泌的步驟，第一，設定目標並且期待成功，第二，讓自己所期待的，真正顯化出來。我自己的作法是，我期待這個世界變得更好（分泌第一次），我投入良善的念頭和行為去實現這個目標（分泌第二次）。常常這樣想、這樣做，包你健康久久、快樂久久。

#欣賞光亮面：血清素

有人說，「清晨，當第一縷和煦的陽光照進你美麗的心房，你便會遺忘昨天的煩惱。」陽光幫人忘憂的效果確實是特別好，但準確來說，我們不是把心臟掏出來拿去陽光下曝曬，這是恐怖片場景吧！嚇死人。正確的作法是，將陽光照射到的美麗景物看進眼底，但請務必不要直視太陽!!眼睛水晶體長久被太陽煎熟像荷包蛋那樣，就變成白內障了啦。所以要看的是白天的景物，不是直接看太陽，這點要搞清楚！

早上出門上班上學，一路上別光顧著看手機，手機一下子不看它不會消失，但沿途的晨光美景，錯過了只能等明天。當太陽公公休假時，我們仍可接受到血清素的照拂。怎麼做？對他人布施和顏悅色、感謝或被感謝，晨起持咒、讀經、唱歌、游泳、慢跑或做一些伸展操，都有利於血清素活化。

#在黑暗中熟睡：褪黑激素

如果說血清素是令你快樂的日之天使，那夜之天使就是褪黑激素了。促進血清素分泌的是晨光，而促進褪黑激素分泌的則是：不要光。現代人失眠問題多，其中一個原因就是「夜光太盛」。晚上的城市太亮、手機短影音太好看，或是有人工作成癮連夜晚都不捨得關電腦，原本該睡覺的暗黑夜晚，弄得像是大白天一樣，什麼時候該睡、什麼時候該醒，身體都被搞糊塗了。

陰陽調和，人會健康。白天屬陽，要有光、要振奮。夜晚屬陰，睡前宜靜態放鬆、睡時黑漆漆一片，才是最自然的。順應自然，養生最省力。針對城市太亮的問題，眼罩、完全遮光的窗簾不妨多加利用。當然啦，開著電視睡、看著韓劇睡，甚至是漫無目的被短影音誘拐著滑手機不肯睡，都應儘量避免。

#副交感神經的信使：乙醯膽鹼

大白天的，有血清素、多巴胺的支持，我們會充滿幹勁、邏輯推理特別厲害。下午、傍晚有乙醯膽鹼幫忙，你的副交感神經能活過來，交感神經也不會這麼亢奮，如果說腎上腺素分泌你會踩油門，衝衝衝，那乙醯膽鹼就是來幫你踩煞車的。

乙醯膽鹼另一個作用則與我們的靈感有關，我發現許多創意工作者喜歡從下午開始工作，或是進行夜間創作，不是因為人家懶、早上起不來，而是很會享受乙醯膽鹼的滋潤。確保人體內有足夠的乙醯膽鹼生成，好料吃起來，包含黃豆及其相關製品（豆腐、豆漿、味噌、拌涼麵的那種芝麻醬）、蛋黃、深綠色蔬菜、糙米、毛豆、花生、牛奶等卵磷脂天然食材，請輪流攝取。

#陪你不怕苦不怕痛：腦內啡

想哭的時候，就去健身房流汗，把淚水化為汗水，心就不會難過了。這個方法之所以有效，我認為是因為腦內啡的緣故。目前已知腦內啡的陣痛效果是嗎啡的六倍，在某些實驗中甚至還超過六倍。而高強度的有氧運動，比方說騎自行車登山、跑馬拉松，以及很認真揮汗去打的籃球、網球、羽球，都對腦內啡分泌頗有幫助。玩票性質隨便打打、強度太低的運動，腦內啡分泌相對沒有那麼多。

不過，也都不一定要累得跟隻狗一樣才有腦內啡。輕鬆的方法諸如冥想靜心、放鬆聽音樂、吃巧克力、吃加了辣椒的辛香美食（胃不好的不要吃太辣），或者去遊樂園玩一些刺激的項目，也都是召喚腦內啡的好方法。

13

治於已怒——以金剋木，運用悲憫使怨怒止息

東方醫學系統，向來最看重平衡概念。體內生命能量平衡，人就平安。印度阿育吠陀與西藏醫藥學講究地水火風空五元素平衡，像是前面有講過的手印，就是一種調節平衡的方法。漢地中醫看重金木水火土之間的關係，連結到人體的臟腑、聯繫上自然的季節，五行、五臟、五季（春、夏、長夏、秋、冬）、五色、五方、五化、五氣、五音，以及接下來要講的五志，怒喜思悲恐。

不管是西藏的地水火風空，還是中原的金木水火土，叫法不一樣，但性質上多有異曲同工之妙。元素間均存在著一種相輔相成，又相生相剋的關係。東方醫學看一個和諧平衡，看一個自然與人體的連結，與西方醫學看微生物、看細節的出發點不同，東方，看的是一個整體。調養身心，有時可以用相生的方法，有時，也可以用相剋的手段。木火土金水五行，對應到怒喜

思悲恐五志。木火土金水這順序是相生，相剋的順序則為金木土水火。實際應用如下：

金剋木：以悲剋制怒。利用悲憫宣泄怒火。

木剋土：以怒剋制思。這裡的怒並非因無明而生的嗔怒，而是指一股發憤圖強、奮發向上的動力，以此可抑制思慮過度、妄念紛飛、躊躇不前。

土剋水：以思剋制恐。不是胡思亂想那種思，而是正念正思維的這種思，換句話說，是一種充滿智慧的覺察力。比方說，看到一盤蛇，很害怕很恐懼，打開燈後看清楚，發現是一團草繩，正思維就是那明燈。很多事，看清楚、分析清楚，其實就沒什麼好怕的了。

水剋火：以恐剋制喜。並非怕鬼怕小強的那種恐懼感，而是用居安思危的心，或利用「學如不及猶恐失之」這樣的恐，遏止過度樂觀、過激的喜、不知天高地厚的喜。

火剋金：以喜剋制悲。這個最好理解，就是去做點讓自己心情開朗、愉快的好事情，減少悲傷情緒對自身產生負面影響。

上面約略介紹五志互相制衡的概念，由於本書重點在於「不生氣」，以下就「金剋木、悲剋制怒」的部分進一步說明。

降伏怒，可從金剋木這脈絡裡去找尋

肝屬木，木主怒，肺屬金，金主悲。金對應到的是悲，悲起來的時候，人的怒氣就發不出來，火氣好像一下子泄掉那種感覺。究竟怎麼泄的，那麼神奇？先來講個古代的故事給你聽。

地方大夫去看一個官夫人的心病，官夫人因為家中廚子沒按照自己的吩咐上菜，其中幾道做得不合口味，因此覺得連下人都可以這樣忽視自己，覺得被輕視，生悶氣氣出病來，吃什麼藥都沒有用。於是大夫讓她去城郊走一走，路上官夫人看到挨餓受凍的百姓，心生悲憫，連忙將身上所有能吃的都布施出去，見孩子們連沒有味道的饅頭都啃得很香，慚愧反省，自己餐餐都豐盛，還要跟別人急、跟別人過不去，簡直太不惜福、太不知足了。悲憫心一起，原本心中積累的一股怒怨濁氣，瞬間消散於虛空之中。

以金剋木，以悲止怒。這個悲，不是說你悲從中來、悲觀厭世、悲痛欲絕那種悲，當然這種悲也可以抑制怒，但層次低、能量低，用這種低階的來治病，反而衍生出額外的健康問題，這不是我們要的。真正帶有療癒性質的悲，其實是「悲天憫人」的悲。以藏醫的口吻解釋，是慈悲的悲，是一種不捨眾生受苦，而願意挺身而出為生命拔苦的一種良善心意。都說慈悲心無敵，這顆菩提心不只讓你沒有敵人，還讓你打從心底不生怨氣。

生氣的人很苦，心裡苦又說不出，悲憫生命的意思是，你不只幫人拔苦，你也讓自己脫離怨怒痛苦。看完了這本書，相信你多多少少也稍微了解了一些苦的成因。越往前去預防，你就是在幫自己、幫別人去阻斷那個惡因、病因。醫於未怒、止於將怒、治於已怒，本章不生氣的三級預防實用十二招，在此通通交給你了。最終極的「悲憫」，是療癒效果最強且無任何副作用的寶藥，請多多善用。

結語

非常感謝你看到最後，最後我想再送你一份有營養的禮物「天地人合補」。當你自覺身心靈即將失去平衡、負能量快要壓過正能量的時候，便可利用這「天補」、「地補」、「人補」，幫自己把元氣和能量補回來。

天補，吸收日月星辰能量

曬太陽、沐月光、遇彩虹、數星星、聽響雷、聽雨聲，接受自然清風吹拂。

除了太陽可以做日光浴之外，月亮其實也可以喔！尤其滿月，外加滿月前後一日，這三天是絕佳時機。你抬頭賞月，時間不用長，跟月娘確認過眼神，感謝她賜你柔和的心性和美麗的容顏，這樣就可以了。而進階的賞月，還需要水的配合。水缸、水池、河面、湖面或是寧靜無波的大海都行。我們要賞的是「水中月」。水月與覺性、頓悟有關，是我們開智慧助緣。看什麼呢？看懂現世、我們現在身處的這個世界裡的一切，非真亦非假，皆為投射，宛如水中月，它展示了月亮／實相的面貌，但並非月亮／實相本身。暫時不是很能理解，完全沒關係，沒補到智慧，覺得月光美，補捉到了詩意，那也是很好的！

至於遇彩虹，可遇不可求，但也不是沒有「作弊」的方法，只要挑個大好晴天去瀑布旁，角度對了，彩虹就被你找著了。看彩虹會怎樣？會開心。彩虹是日之陽與水之陰完美結合的產物，記住這種融洽的感覺，以後遇到形形色色如紅色如橙色的人們，你也能找到辦法和他們和諧相處。看完彩虹來看星星。居住在城市裡，滿天星斗實在很難見到，若有機緣前往沒有光害的地方，一定別忘了抬頭看看夜空。想想宇宙有多大，想想自己有多小，這對於縮小「愛我執」特別有幫助。

妄念紛飛或者厭世怠惰的時刻，幾聲驚雷，能很快叫人清醒，瞬間回到當下。溫馨小提醒，聽雷，在室內聽即可，千萬別站在空曠處、別待在任何水域，你賴皮泡在游泳池裡不肯離開，會搞得救生員很緊張。我們是要瞬間回到當下，可不想瞬間回到天上。聽雷頗為刺激，聽雨那可就舒服多了。不知道你有沒有發現，落雨的時候，天地格外沉靜、噪音好像都消失了一般，伴雨聲靜坐冥想，心特別能靜。如果你要練習任何一種呼吸法，在空氣好的地方練習，效果更加倍。接受自然清風吹拂，本身就是一件很享受的事。天補不只日月星辰能幫你補，天雷、天雨、天風也都是你開啟覺性的助緣。

地補，接地排除游離電子

脫去鞋襪接地氣、踏浪在沙灘上散步、吃營養的食材、游泳、做水療、喝好水、在針葉林中健走。

我是山上人，向來喜歡脫去鞋襪，用腳丫子直接接觸土地。或坐在草地上、大石頭上打著手印靜坐。若你住在靠海的地方，被海浪親吻過的潮濕沙灘，也非常適合接地氣、排濁氣，可以多去走走。地補的另一個方式，即是讓土地生養萬物的善意傳達到你每個細胞。西醫之父希波克拉底曾說：「食物是最好的藥。」當我們懷著感謝的心情進食，好的食材確實能變成很好的補藥。吃喝吃喝，吃完還要記得喝。地球大面積被水覆蓋，人體也有百分之七十是水，活化、排毒、再生，通通需要水的參與。當你頭腦渾沌、代謝不暢時，去游泳、去做水療，馬上煥然一新，這就是地補的效益。日行七千五百步，對維持健康已是大大的加分，倘若能在氧氣充沛的針葉林中步行，那更是自己的福氣。下回休假，不妨安排一下。

人補，接受智慧喜樂加持

親近有智慧的長者、跟傑出的前輩學習、和有幽默感的親友聚首。

西藏人唸經的時候，常常會提到「希望眾生得覺者提攜」這樣的概念。加持也好、提攜也罷，意思是希望你我都能獲得這樣的智慧、有斷捨之勇、有菩提之慈悲。說到人補，是這樣的補法，不是叫你把某人給燉了喝了。而且也不一定非要信奉藏傳佛教才能得到人補。不分宗教，或根本沒有任何宗教信仰都行，只要去親近精神力、正能量特別高的「高人」，那都是可以幫自己好好補一補的。去感受他的平和、他的心胸，去感染他的智慧、勇氣、溫暖和善良。沒辦法遇到本人，或根本見不著古人，閱讀他們的文字、欣賞他們的作品那也是可以的。

此外，如果你身邊有特別搞笑的親友，一定要將他們視為珍寶，遇到不良社交經驗時，這些開心寶能把你的正能量快速補回來，讓你不至於出現「社交宿醉」這樣虛累累的症狀。或者，你也可以自己補自己，赤子之心多一點、幽默感多一點、笑容多一點。把「高人」的陪伴留給真正需要的人，自己當自己的充電樁未嘗不可？畢竟，智慧、喜樂你本就擁有，若懂內觀，其實也不必向外求。願你智慧常在、喜樂常存，時刻歸依良善的心性。

CARE 081

不生氣的藏傳養生術：身心靈全面呵護的預防醫學

作　　者──洛桑加參
主編暨企劃──葉蘭芳
校　　對──聞若婷、賴佳昀、葉蘭芳
封面設計──FE設計葉馥儀
封面攝影──張明偉
內頁排版──張靜怡
內頁插畫──Littse
妝髮設計──郭馥靈

董 事 長──趙政岷
出 版 者──時報文化出版企業股份有限公司
一〇八〇一九臺北市和平西路三段二四〇號三樓
發行專線──（〇二）二三〇六─六八四二
讀者服務專線──〇八〇〇─二三一─七〇五
（〇二）二三〇四─七一〇三
讀者服務傳真──（〇二）二三〇四─六八五八
郵撥──一九三四四七二四時報文化出版公司
信箱──一〇八九九臺北華江橋郵局第九九信箱

時報悅讀網──http://www.readingtimes.com.tw
法律顧問──理律法律事務所　陳長文律師、李念祖律師
印　　刷──勁達印刷有限公司
初版一刷──二〇二三年十月二十七日
初版三刷──二〇二四年八月十四日
定　　價──新臺幣四二〇元
（缺頁或破損的書，請寄回更換）

時報文化出版公司成立於一九七五年，
一九九九年股票上櫃公開發行，二〇〇八年脫離中時集團非屬旺中，
以「尊重智慧與創意的文化事業」為信念。

不生氣的藏傳養生術：身心靈全面呵護的預防醫學／洛桑加參文. -- 初版. -- 臺北市：時報文化出版企業股份有限公司, 2023.10
344面；14.8×21公分. --（Care；81）
ISBN 978-626-374-331-1（平裝）

1. CST：藏醫　2. CST：養生
3. CST：心靈療法

413.0926　　112014801

ISBN 978-626-374-331-1
Printed in Taiwan